# PFLANZLICHE

# URTINKTUREN

organotrop  - antibiotisch  - antiviral

Renate Krause

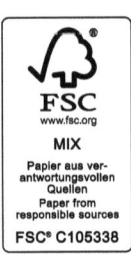

Bibliografische Information der Deutschen Nationalbibliothek:
Die Deutsche Nationalbibliothek verzeichnet diese Publikation in der
Deutschen Nationalbibliografie; detaillierte bibliografische Daten sind im
Internet über http://dnb.dnb.de abrufbar.

Korrektorat: Gabriele Hanewacker

Herstellung und Verlag: BoD – Books on Demand, Norderstedt

ISBN: 978-3-7519-3377-3

# Inhalt

# VORWORT

Die Verwendung von Heilpflanzen hat eine lange Tradition. Sie ist so alt wie die Menschheitsgeschichte. Hochprozentige Urtinkturen konnten jedoch erst mit der Erfindung der Destillation hergestellt werden.

Die Tradition des Alkohol-Destillierens kam im 13. Jahrhundert in Europa auf. Sie wurde von den mittelalterlichen Alchemisten verfeinert. Besonders Paracelsus hat sich mit der Herstellung von alkoholischen Pflanzenauszügen hervorgetan. Namhafte Ärzte und Homöopathen hatten und haben damit Erfahrung. Dieses Büchlein soll dem Therapeuten und Anwender eine Gesamtschau über die Möglichkeiten der Behandlung mit Urtinkturen und ihren Einsatzbereichen geben.

Um die Leser möglichst umfassend zu informieren, wurden traditionelle Heilpflanzen von Rademacher, bewährte Arborivital-Tinkturen von Cooper sowie wichtige Organmittel von Burnett, einem bedeutenden englischen Homöopathen, einbezogen.

Überliefert ist der sogenannte Coopers-Club in England. Es war der Arbeitskreis von „Miasmatikern", wie Clarke, Burnett, Cooper und Skinner. Die Herren trafen sich regelmäßig an Wochentagen abends in einem Londoner Club, um therapeutische und medizinische Probleme zu diskutieren. Die Homöopathen in England waren nicht nur zu dieser Zeit eine kleine verfolgte Sekte und wurden von den Schulmedizinern von „oben herab" betrachtet (Chitkara). Doktoren und bedeutende Patienten mieden jeden Kontakt mit den Homöopathen. Von Burnett stammt die Aussage: *„Die Chirurgie genießt in der Gesellschaft ein würdiges Ansehen, die Homöopathie wird verleumdet und mißachtet".* Diese Meinung scheint man heutzutage wieder zu teilen, leider.

Dieser Leitfaden enthält die 80 wichtigsten pflanzlichen Urtinkturen aus der Phytotherapie, der Traditionellen Chinesischen Medizin und der Ayurvedischen Medizin.

Angesichts der Zunahme von Antibiotika-Resistenzen und des schnellen Mutierens von Viren wurde die Sammlung durch antibiotisch- bzw. antiviral wirkende Tinkturen nebst ihren Bezugsquellen ergänzt.

**Wichtiger Hinweis:**

Bitte beachten Sie äußerste Sorgfalt bei der Anwendung oder Verordnung der aufgeführten pflanzlichen Tinkturen. Bei unklaren Beschwerden sollten Sie fachkundigen Rat einholen. Nehmen Sie hierzu bitte Rücksprache mit Ihrem Arzt, Heilpraktiker oder Apotheker. Viel Erfolg bei der Anwendung der Urtinkturen.

Die Autorin

# ORGANOPATHIE

Der Begriff der Organopathie oder Organotropie umfasst die spezifische direkte Wirkung von Arzneien auf bestimmte gezielte Organe (Zielorgane, Körperteile, Organsysteme). Die Organopathie ist Bestandteil der vielzähligen Lehren innerhalb des großen Homöopathie-Begriffes, um akute sowie chronische Krankheiten zu heilen. Es ist die **Lehre des Wirkungsortes der Arzneimittel.** Besonders **James Compton Burnett,** von dem wir später noch hören werden, hat sich mit dem Wirkungsort der Arzneien hervorgetan.

Innerhalb der Homöopathie mit ihren Arzneimittellehren ist die Organaffinität von nicht zu unterschätzender Bedeutung. Mit einer anderen Lehre, der Synorganopathie, der Lehre der Beziehung zwischen bestimmten Organen, hat sich Hering oder Voisin besonders beschäftigt. Aber das ist ein anderes Thema.

**Die praktische Anwendung von organotropen Mitteln**

Man verwendet organotrop wirkende Arzneien, z.B. in Form einer Urtinktur oder in niedrigen D-Potenzen, meist als begleitende Therapie, um ein bestimmtes Organ, das seine Funktion verloren hat, zu unterstützen. Dies kann sowohl in akuten Fällen nötig sein als auch bei einseitigen Krankheiten, wenn ein Organ die Vorherrschaft innerhalb des Krankheitsgeschehens übernommen hat.

Auch in der Materia Medica von *Robert Thomas Cooper* findet man Erkenntnisse zur Organotropie, z.B. bei dem Arzneimittel Ornithogalum umbellatum, dem Doldenmilchstern. Von Cooper stammt die Erkenntnis, dass diese Arznei beispielsweise eine direkte Wirkung auf den Pylorus hat. In seinem Werk *Cancer and Cancer* veröffentlichte Dr. Cooper mehrere Fälle von Krebs, bei denen Ornithogalum geholfen hat (Murphy). Cooper bestand darauf, dass seine Vorgehensweise genau befolgt wird: **einer Gabe eines einzelnen Tropfens** soll ermöglicht werden, so lange zu wirken, bis sämtliche Spuren seiner Wirkung verschwunden sind.

Weitere **Beispiele** für den Einsatz **organotroper Arzneien** sind:

➤ Ein Patient kommt mit Gelbsucht in die Praxis, er benötigt u.a. ein akutes Lebermittel, z.B. Carduus marianus (Mariendistel).

➤ Ein anderer Patient leidet an einer chronischen Hepatitis C – dieser braucht hingegen ein chronisches **homöomiasmatisches Mittel**, wie z.B. Pic-ac oder Aur-mur-nat.

➤ Oder bei einer akuten schweren Pankreatitis wird die organotrop wirkende Urtinktur von Eichhornia, der Wasserhyazinthe, benötigt.

Wie Sie anhand dieser Beispiele sehen können, müssen wir in der Praxis zwischen notwendigen **organotropen akuten elementaren Arzneien** und **tiefgreifenden homöomiasmatischen Mitteln** unterscheiden.

Mit den **organotropen akuten Arzneien** befasst sich das vorliegende Buch.

Wem wir die Erkenntnisse aus der Organopathie verdanken, soll das nachfolgende Kapitel aufzeigen.

# WHO IS WHO?

## Rademacher als Begründer der Organopathie (1772 – 1850).

In der ersten Hälfte des vorletzten Jahrhunderts (1841) griff Rademacher die Medicina Paracelsica wieder auf und erweiterte sie. Nachdem er sie viele Jahre lang mit großem Erfolg praktiziert hatte, lehrte er ihre Regeln und Anwendung mit solcher Überzeugung, dass daraus eine Schule der Heilkunde entstand, deren Schüler den ehrenvollen Namen Rademacherianer trugen. Diese führten die Begriffe: „Organmittel, Organkrankheiten" in den allgemeinen Sprachgebrauch ein und die ganze Sache wurde „Organopathie" genannt.

Nach Rademachers Zeit verschwand die Praxis der organopathischen Medizin wieder völlig von der Bildfläche. Rademachers Rolle bestand wohl darin, die Organopathie von Paracelsus wiederzubeleben. Burnett (s.s.) brachte dann das Herz der Organmedizin wieder zum Schlagen und er erweiterte den Umfang der organotropen Arzneien.

## James Compton Burnett (1840 – 1901)

Burnett war, wie bereits vorstehend erwähnt, Mitglied im sogenannten Coopers Club. Er wurde nach anfänglicher Unkenntnis, zur Homöopathie bekehrt, auf Grund klinischer Erfahrungen mit Aconitum bei hartnäckigen Fiebern. Neben vielen anderen schrieb er die Bücher:

- *„50 Gründe, ein Homöopath zu sein"*
- *Die Erkrankungen der Leber.*
- *Die Erkrankungen der Milz.*
- *Die Gicht und ihre Behandlung*
- *Organ-Erkrankungen der Frauen.*

Insgesamt hat Burnett der Nachwelt 26 Bücher und die Zeitschrift Homeopathic World (1879 – 1885) hinterlassen.

Burnett griff die Organopathie von Rademacher erneut auf. Er befasste sich mit den einseitigen Krankheiten, wie beispielsweise den Krebserkrankungen. Von ihm stammt der Ausspruch: *„Betrachtet man die Homöopathie als mächtige Eiche, könnte man die Organopathie als Eichel bezeichnen".* Er verfolgte den Ursprung der organopathischen Medizin bis zu Philippus Aureolus Theophrastus Bombastus von Hohenheim (1493 -1541), den man auch als Paracelsus kennt, zurück. Er war der Auffassung, dass

Organe Gegenspieler in der Natur hätten, die sich bei Krankheitszuständen als heilsam erweisen könnten.


## John Henry Clarke (1853 – 1931)

John Henry Clarke arbeitete im gleichen Krankenhaus wie Cooper und war ein Schüler und Assistent von ihm. Clarke schrieb des Dictionary of Homoeopathic Materia Medica und ließ die Ergebnisse der Diskussionen mit seinen Kollegen im Coopers-Club in seine eigenen Bücher einfließen. Die Abkürzungen „B" und „RTC", die Clarke als Quellenangaben bei einigen der Symptome seiner Materia Medica verwendet, verweisen auf Burnett und Cooper.


## Robert Thomas Cooper (1844 – 1903)

Cooper war Londoner HNO-Arzt und Botaniker und kümmerte sich um die einseitigen Krankheiten bis hin zu den Krebserkrankungen. Er tat sich durch sein überaus großes Wissen über die Toxikologie der Pflanzen hervor. Er entwickelte die sogenannte Arborivital-Urtinktur, eine bestimmte Herstellungsform der Urtinktur. Er verwendete hierzu die ganze frische Pflanze und 40%igen Alkohol mit Wasser vermischt. Er presste die Pflanze mit dem Finger mehrere Tage unter Sonnenbestrahlung und gab einen Tropfen der Urtinktur bei der Behandlung von einseitigen Krankheiten. Diese ließ er einen Monat wirken. Er publizierte u.a. das Buch: "Cases of serious Diseases saved from Operation chiefly by arborivital remedies, London 1897". Bekannt sind auch seine **spezifischen** "**Ohrenmittel**", die gleichsam in die Materia Medica von Clarke mit Kennzeichnung "RTC" übernommen wurden.

## Skinner, Thomas (1825 – 1906)

Thomas Skinner war ein Zeitgenosse und Clubmitglied von Burnett, Cooper und Clarke. Von ihm stammt das Buch „The Diseases of Female in Relation to Homeopathy" und eine Materia Medica, die von Yves Laborde übersetzt wurde.

Im nachfolgenden Kapitel möchte ich der Übersichtlichkeit wegen, die wichtigsten Arzneien den Wirkorten bzw. Organsystemen zuordnen.

# ORGANSYSTEME

und ihre organotrop wirkenden Freunde

| | |
|---|---|
| **Abmagerung, Auszehrung, Kachexie** | Abrotanum artemisia, Acalypha indica, Alfalfa, Chionanthus virginica, Hydrastis canadensis, Rubia tinctorum, Syzygium jambolanum |
| **Adipositas** | Ashwagandha, Fucus vesiculosus |
| **Anämie** | Abrotanum artemisia, Aletris farinosa, Ceanothus americanus, Rubia tinctorum, Strophantus hispidus, Urtica urens |
| **Atemwege** | Acalypha indica, Amoracia rusticana, Astragalus, Glycyrriza glabra, Hydrastis canadensis, Inula helenium, Lomatium dissectum, Sambucus nigra, Scutellaria baicalensis, Tropaeolum majus |

| | |
|---|---|
| **Augen** | Euphrasia (in homöopathischen Zubereitungen), Vaccinium myrtillus |
| **Bindegewebe/Knochen** | Arnica montana, Equisetum arvense, Symphytum officinale |
| **Blut** | Artemisia annua (Malaria, Parasiten), Echinacea (Sepsis) |
| **Blutdruck** | Crataegus oxyacantha, Ginseng radix, Glycyrriza glabra (steigert Blutdruck), Scutellaria baicalensis, Strophantus hispidus |
| **Blutgefäße** | Aloe socotrina, Aesculus hippocastanum, Angelica sinensis (Migräne), Carduus marianus, Crataegus oxyacantha, Cynara scolymus, Ginkgo biloba, Ginseng radix, Strophantus hispidus |
| **Borreliose** | Artemisia annua, Dipsacus sylvestris, Scutellaria baicalensis |

| | |
|---|---|
| **Diabetes** | Abroma augusta radix, Alfalfa, Ashwagandha, Astragalus, Chionanthus virginica, Scutellaria baicalensis, Syzygium jambolanum, Taraxacum officinale |
| **Erschöpfungssyndrom** | Abroma augusta radix, Absinthium artemisia, Alfalfa, Ashwagandha, Avena sativa, Chionanthus virginica, Ginseng radix, Hamamelis virginiana, Strophanthus hispidus, Uncaria tomentosa |
| **Fettstoffwechsel** | Carduus marianus, Cynara scolymus, Taraxacum officinale |
| **Gelenke** | Carduus marianus, Dipsacus sylvestris, Lomatium, Stellaria media, Taraxacum officinale |
| **Gicht/Harnsäure** | Amalaki, Bursa pastoris, Ceanothus americanus, Chionanthus virginica, Quercus glandium spiritus, Rubia tinctorum, Taraxacum, Urtica urens |

| | |
|---|---|
| **Hämorrhagien** (Blutungen) | Acalypha indica, Bursa pastoris, Carduus marianus, Fragaria vesca, Hamamelis virginiana, Millefolium achillea |
| **Hämorrhoiden** | Aesculus hippocastanum, Carduus marianus, Hamamelis virginiana, Hydrastis canadensis, Lapsana communis, Millefolium achillea |
| **Harnwege** | Abroma augusta radix, Amoracia rusticana, Asparagus officinalis, Bursa pastoris, Equisetum, Fabiana imbricata, Rubia tinctorum, Sabal serrulata, Solidago virgaurea, Triticum repens, Tropaeolum majus, Uncaria tomentosa, Uva ursi |
| **Haut/Schleimhaut** | Calendula officinalis, Dipsacus sylvestris, Fragaria vesca, Hydrastis canadensis, Propolis, Salvia officinalis, Vaccinium myrtillus |
| **Herz** | Abrotanum artemisia, Adonis vernalis, Crataegus oxyacantha, Iberis |

| | |
|---|---|
| | amara, Scutellaria laterifolia, Strophantus hispidus |
| **Hormonsystem** | Alchemilla vulgaris, Angelika sinensis, Ashwagandha, Bursa pastoris, Salvia officinalis |
| **Immunsystem** | Amalaki, Artemisia annua, Ashwagandha, Astragalus, Echinacea angustifolia, Ginseng radix, Hydrastis canadensis, Lomatium dissectum, Propolis, Rhodiola rosea, Tropaeolum majus, Uncaria tomentosa, Zingiber officinale |
| **Influenza und Folgen** | Cypripedium pubescens, Hydrastis canadensis, Iberis amara, Lomatium, Melissa officinalis, Scutellaria baicalensis, Scutellaria laterifolia |
| **Insektenstiche** | Calendula officinalis, Dipsacus sylvestris, Urtica urens |
| **Knochensystem** | Equisetum arvense, Symphytum officinalis |

| | |
|---|---|
| **Leber/Galle/Verdauung** | Artemisia annua, Berberis vulgaris, Carduus marianus, Chelidonium, Chelone glabra, Chionanthus virginica, Cynara scolymus, Fabiana imbricata, Hydrastis canadensis, Myrica cerifera, Quercus glandium spiritus, Taraxacum |
| **Libido/Sexualität** | Agnus castus, Angelica sinensis, Ashwagandha, Damiana aphrodisiaka, Sabal serrulata |
| **Männliche Genitalien** | Agnus castus, Chionanthus virginica, Stillingia silvatica |
| **Magen-/Darmtrakt** | Aloe socotrina, Alfalfa, Artemisia annua, Cucurbita pepo, Cynara scolymus, Dipsacus sylvestris, Fucus vesiculosus, Hydrastis canadensis, Lavandula vera, Ornithogalum (Pylorus), Salvia officinalis, Vaccinium myrtillus, Zingiber officinale |
| **Mammae/weibl. Brust** | Bellis perennis, Fragaria vesca, Phytolacca (potenziert, da giftig) |

| | |
|---|---|
| **Milz** | Artemisia annua (Malaria), Carduus marianus, Ceanothus americanus, Chionanthus virginica, Fragaria vesca, Hydrastis canadensis, Quercus glandium spiritus, Rubia tinctorum, Scilla maritima, Urtica urens |
| **Nervensystem** | Ashwagandha, Avena sativa, Cypripedium pubenscens, Fraxinus americana,  Ginseng radix, Scutellaria baicalensis, Scutellaria laterifolia |
| **Neuralgien** | Angelica sinensis, Ceanothus americanus, Melissa officinalis, Passiflora incarnata |
| **Neurasthenie/ geistige Schwäche** | Ashwagandha, Avena sativa, Cypripedium pubescens, Ginkgo biloba, Ginseng radix, Lavandula vera, Rhodiola rosea |
| **Nieren** | Asparagus officinalis, Berberis vulgaris, Chionanthus virginica, Damiana aphrodisiaca, Scutellaria baicalensis, Solidago virgaurea |

| | |
|---|---|
| **Pankreas** | Eichhornia crassipes |
| **Prostata** | Angelica sinensis, Asparagus, Damiana Fabiana imbricata, Sabal serrulata |
| **Rekonvaleszenz, verzögerte** | Ashwagandha, Avena sativa, Cypripedium pubescens, Ginseng radix, Iberis amara, Strohanthus hispidus |
| **Schilddrüse** | Ashwagandha, Fucus vesiculosus, Strophantus hispidus |
| **Schlafstörungen** | Absinthium artemisia, Ashwagandha, Avena sativa, Cypripedium pubescens, Lavandula vera, Melissa officinalis, Myrica cerifera, Passiflora incarnata, Rhodiola rosea, Scutellaria baicalensis, Valeriana officinalis |
| **Schweißtreibend** | Artemisia annua, Melissa officinalis, Sambucus nigra (gegenteilig: Salvia officinalis = Schweiß hemmend) |

| | |
|---|---|
| **Suchterkrankungen** | Avena sativa, Passiflora incarnata, Quercus glandium spiritus, Strophanthus hispidus |
| **Traumata** | Arnica montana, Bellis perennis, Calendula officinalis, Millefolium achillea, Symphytum officinale |
| **Uterus** | Abroma augusta radix, Aletris farinosa, Bursa pastoris, Fraxinus americanus, Helonias dioica, Sabal serrulata, Solidago virgaurea |
| **Verbrennungen** | Hamamelis virginiana, Urtica urens |
| **Vergiftungen** | Coriandrum sativum, Hydrastis canadensis, Zingiber offininale |
| **Weibliche Genitalien** | Abroma augusta radix, Alchemilla vulgaris, Aletris farinosa, Ashwagandha, Bellis perennis, Bursa pastoris, Cimicifuga, Cynara scolymus, Fraxinus americana, Helonias dioica, Sabal serrulata, Salix nigra, Solidago virgaurea |

# WIRKUNGSSPEKTRUM

| | |
|---|---|
| **Antibiotisch** | Amoracia rusticana, Artemisia annua, Ashwagandha, Astragalus, Echinacea angustifolia, Glycyrrhiza glabra, Hydrastis canadensis, Lomatium dissectum, Propolis, Tropaeolum majus, Uva ursi |
| **Antiviral** | Astragalus, Artemisia annua, Ashwagandha, Ceanothus americanus, Echinacea angustifolia, Glycyrrhiza glabra, Lomatium, Melissa officinalis, Sambucus nigra, Scutellaria baicalensis, Tropaeolum majus, Zingiber officinale |
| **Antimykotisch** | Amoracia rusticana, Artemisia annua, Lomatium, Propolis |
| **Antitumorös** | Artemisia annua, Ashwagandha, Hydrastis canadensis, Ornithogalum umbellatum |
| **Antiparasitär** | Abrotanum artemisia, Absinthium artemisia, Artemisia annua, Cucurbita pepo, Dipsacus sylvestris, Propolis, Valeriana officinalis, Zingiber officinale |

# MATERIA MEDICA

## Abroma augusta radix

**Pharmazeutisch**

Teufelsbaumwolle, Olat kambal, Schokoladenhibiskus. Familie: Sterculiaceae, Tinktur der Blätter, Wurzeln.

**Klinisch**

- Diabetes mellitus
- Dysmenorrhoe

**Harnsystem**

- Häufiges Urinieren, Tag und Nacht, gefolgt von Schwäche und Erschöpfung
- Fischiger Harngeruch

**Weibliche Genitalien**

- Dysmenorrhoe mit Uterusspasmen
- Chlorosis
- Unregelmäßige Menses und Leukorrhoe
- Kolikartige Schmerzen im unteren Abdomen, 2-3 Tage vor Menses

**Dosierung**

Bei Diabetes mellitus: Urtinktur 5 Tropfen 3x täglich und Syzygium jambolanum Urtinktur, 5 Tropfen 2x täglich.

Bei Dysmenorrhoe und den damit verbundenen Beschwerden: 10 Tropfen der Urtinktur stündlich oder öfters, abhängig von der Schwere der Schmerzen.

**Homöopathische Arzneimittelprüfungen**

1919 kurze Prüfung Dr. D. N. Ray, Kalkutta, 1970 – 1973, Central Council for Research in Homoeopathy an 40 Prüfern und 20 Kontrollpersonen, 1972 Kishore.

# Abrotanum artemisia

## Pharmazeutisch

Eberraute, Zitronenkraut, Artemisia abrotanum. Familie: Compositae, Südeuropa, Tinktur der frischen Blätter und Stängel.

## Klinisch

- Marasmus (Abmagerung), besonders der Beine
- Peritonitis
- Heißhunger bei gleichzeitiger Abmagerung
- Askariden
- Bleichsucht
- Metastasis, z.B. Metastasierung des Rheumas zum Herz mit schwachem und kleinem Puls

Die Eberraute zeigt ihre wunderbare Wirkung bei Abmagerung, Magenschmerzen, Dyspepsie, Ruhelosigkeit und Schlaflosigkeit; Bleichsucht, Anämie, Mangelernährung. Auch bei der Abmagerung von kleinen Kindern, die den Kopf nicht stillhalten können, wegen der Schwäche der Halsmuskeln, ist sie indiziert.

## Dosierung

4 x täglich zwei Tropfen der Urtinktur, abhängig von der Schwere des Falles.

# Absinthium artemisia

**Pharmazeutisch**

Absinthium artemisia, Wurmkraut, Wermutkraut, Heilbitter, bitterer Beifuß. Familie: Compositae, Europa, Tinktur der frischen, jungen Blätter und Blüten.

**Klinisch**

- Anfälle, wie Epilepsie
- Zucken der Gesichtsmuskeln
- Tremor von Nerven, Zunge und Herz
- Schlaflosigkeit
- Tonisierung bei psycho-vegetativen Schwächezuständen und Depressionen
- Schwindel
- Parasitenbefall
- Pilzvergiftung

Die drei aromatisch duftenden Korbblütler Wermut (Artemisia absinthium), Beifuß (Artemisia vulgaris) und Eberraute (Artemisia abrotanum) sind eng miteinander verwandt. Der Name Artemisia soll von der Göttin Artemis abgeleitet sein. Nach der griechischen Mythologie ist dies die Göttin der Jagd, des Waldes, der Geburt, des Mondes, und somit die Hüterin der Frauen.

Das Wurmkraut ist eine sehr gute Medizin bei epileptischen Anfällen, nervöser Übererregung und Schlaflosigkeit, zerebraler Irritation, Hysterie, infantiler Spasmen, Chorea (Veitstanz), Tremor, Schwindel, mit Neigung rückwärts zu fallen. Es fördert die Verdauung, hebt den Appetit und beseitigt atonische Zustände des Magens oder der Gallenwege.

In niedrigen Potenzen wird Absinthium meist in homöopathischen Komplexmitteln verwendet, die zur Behandlung von Schmerzen, Übelkeit und Entzündungen des Magen-Darm-Bereichs dienen.

Die phytotherapeutische Anwendung erfolgt bei krampfartigen Verdauungsstörungen und zur Anregung des Gallenflusses.

Während der Wermutwein leicht bitter schmeckt und damit ein beliebter Aperitif ist, ist der echte Absinth, also der wirklich mit Wermut hergestellte Schnaps wegen seines Gehaltes an Thuion, einer giftigen Substanz, schon seit Jahrzehnten in Europa verboten.

**Dosierung**

2-4 Tropfen der Urtinktur, bis 4x täglich oder 1x1 Tropfen während eines Anfalles alle 10-15 Minuten. Da die Tinktur sehr bitter ist, sollte sie in etwas Wasser eingenommen werden.

# Acalypha indica

Indische Nessel, indisches Brennkraut, Cupameni. Familie: Euphorbiaceae; Ostindien, Tinktur der frischen Pflanze.

## Klinisch

- Bronchiektasen
- Husten, hart, quälend
- Hämorrhagien/Hämoptyse
- Lungenkrebs
- Tuberkulose
- Abmagerung

Die indische Nessel hat sich bewährt bei Lungenblutung und ist angezeigt bei beginnender Schwindsucht (Phtisis) mit Auszehrung. Es besteht morgendlicher Auswurf von reinem Blut und klumpigem Blut abends; Lungenkrebs mit heftigem Husten, gefolgt von blutigem Auswurf oder Auswurf von reinem Blut.

## Dosierung

Urtinktur oder niedrige D-Potenzen: anfangs 5 Tropfen, 4x täglich in Wasser, später 1x 2 Tropfen 4x täglich.

# Adonis vernalis

**Pharmazeutisch**

Teufelsauge, Adonisröschen, Adoniskraut; Familie: Ranunculaceae,
Infusion oder Tinktur der frischen Pflanze.

**Klinisch**

- Herzprobleme (insbesondere nach Rheumatismus, Influenza oder Niereninfektion)
- Regulation des Pulses
- Stärkt die Kontraktionskraft des Herzens
- Hydrothorax (Herzwassersucht), Anasarka, Aszites

Wegen des Gehalts an stark herzwirksamen Glycosiden, die auch für die Giftigkeit der Pflanze verantwortlich sind, verbietet sich eine Einstufung des Adoniskrauts als pflanzliches traditionelles Arzneimittel im Sinne des § 39a AMG (Arzneimittelgesetz).

Adoniskraut ist Bestandteil von Herzmitteln des homöopathischen Formenkreises in Kombination mit anderen herzwirksamen Drogen, zum Beispiel Weißdorn, Meerzwiebel, Maiglöckchen oder Strophanthus. Als Zubereitung findet man darin Adonis vernalis als homöopathische Urtinktur oder Adonis vernalis als homöopathische Dilution in den Potenzen D2 oder D4.

# Aesculus hippocastanum

**Pharmazeutisch**

Rosskastanie, Hippocastanum vulgaris; Familie: Sapindaceae, Nordindien und Nordamerika; Tinktur des reifen Samenkerns. Am besten ist laut Hering die Tinktur der Frucht mit Schale. Enthält Saponine.

**Klinisch**

- Hämorrhoiden mit starkem Schmerz aber geringer Blutung
- Gefühl im Rektum, als wäre es mit kleinen Stöckchen gefüllt
- Rückenschmerzen (LWS/Kreuzbein/Iliosakralgelenk, Hüfte)
- Chronisch-venöse Insuffizienz mit Ödemen (Pfortaderstau)
- Varikosis, postthrombotisches Syndrom
- Ulcus cruris
- Posttraumatische und postoperative Weichteilschwellungen
- Schweregefühl in den Beinen, oft verbunden mit Juckreiz

**Dosierung**

5 Tropfen der Urtinktur in wenig Wasser, 3x täglich.

# Agnus castus

**Pharmazeutisch**

Mönchspfeffer, Keuschlamm, Vitex agnus castus, Verbena verticillata. Familie: Verbenaceae. Heimisch in den Küstengebieten des Mittelmeerraums, in der Provence und in Griechenland. Tinktur der reifen Beeren.

**Klinisch**

- Agalaktie (fehlende Milchsekretion während der Stillperiode
- Hormonstörungen
- Impotenz
- Sexuelle Schwäche
- Sterilität

Das Vitex Agnus Castus der Alchemisten. Die Früchte des „Mönchspfeffers" werden als Kräutertonikum für die Sexualorgane und die Hormone verwendet. Agnus castus ist angezeigt bei geringer sexueller Vitalität mit der entsprechenden emotionalen Niedergeschlagenheit und Verlust der Nervenenergie. Er wurde früher sowohl von Männern als auch Frauen zur Unterdrückung des sexuellen Verlangens angewendet. Griechische Mönche verwendeten die Arznei vor mehreren Jahrhunderten, um ihren Sexualtrieb zu mildern.

Agnus castus ist Bestandteil des pflanzlichen Hormonregulators „Agnolyt", welches beispielsweise beim prämenstruellen Syndrom (PMS) oder unerfülltem Kinderwunsch eingesetzt wird.

**Dosierung**

Je nach Indikation oder Empfehlung durch den Therapeuten.

# Alchemilla vulgaris

## Pharmazeutisch

Gemeiner Frauenmantel, Marienmantel, Löwenfuß. Familie: Rosaceae, Europa, Tinktur aus Blättern und Stängeln, frisches blühendes Kraut (Ceres).

## Klinisch

- Menstruationsbeschwerden
- Weißfluss
- Vor- und Nachbereitung bei Geburten
- Unterleibsentzündungen
- Verdauungsbeschwerden
- Klimakterium
- Unterstützt die Wundheilung

Alchemilla bedeutet so viel wie „Heil dem Alchemisten". Die Blätter von Alchemilla falten sich derart, dass sie die morgendlichen Tautropfen wie Juwelen einfangen. In Island ist diese Pflanze der Jungfrau Maria geweiht. Sie wird auch Mariastakker genannt und verhilft zu ruhigem Schlaf, wenn man sie in der Nacht unter das Kopfkissen legt.

Die Pflanze wird von je her bei Frauenleiden und zur Wundheilung verwendet. Sie wirkt mild adstringierend, diuretisch und entzündungshemmend. Sie hilft dabei, die Menstruation zu regulieren und erleichtert die Menopause. Als Spülung wird sie bei Leukorrhoe (Weißfluss) eingesetzt.

**Dosierung**

1-3x täglich 5 Tropfen der Urtinktur.

# Aletris farinosa

**Pharmazeutisch**

Sternwurzel, Runzelwurzel, Kolikwurzel. Familie: Haemodoraceae, Melanthiaceae, Nordamerika. Tinktur.

**Klinisch**

- Fluor (Weißfluss)
- Uterusprolaps
- Sterilität
- Dysmenorrhoe/Menorrhagien (schwarze Klumpen)
- Endometriose
- Abortneigung
- Schwäche aufgrund Flüssigkeitsverlust
- Chlorose
- Hartnäckiges Schwangerschaftserbrechen

Die Sternwurzel gilt als die bitterste aller Pflanzen. Sie gilt als hilfreiche Pflanze für bleichsüchtige Mädchen und schwangere Frauen. Aletris farinosa affiziert insbesondere die weiblichen Geschlechtsorgane und wirkt tonisierend auf die Gebärmutter. Wenn häufige Geburten oder Überarbeitung den Uterus geschwächt haben, kann sich das Mittel als sehr hilfreich erweisen.

Weitere Indikationen sind: vorzeitige und reichliche Menses mit wehenartigen Schmerzen und klumpiger Blutung; Leurkorrhoe, weiß, fadenziehend, aufgrund von Schwäche und Anämie. Schweregefühl im Uterus; Uterusprolaps mit Schmerz in der rechten Leistengegend, Habituelle Abortneigung; Muskelschmerz während der Schwangerschaft.

**Dosierung**

5 Tropfen der Urtinktur auf wenig kaltes Wasser, 3x täglich.

# Alfalfa

**Pharmazeutisch**

Medicago sativa, Luzerne, Blaue Luzerne, aus dem Arabischen stammt die Bezeichnung „Vater aller Nahrung". Familie: Papilionoideae. Tinktur.

**Klinisch**

- steigert den Appetit, z.B. bei Marasmus, Abmagerung, Gewichtsverlust, Anorexie oder anderer Ernährungsstörung
- zur Steigerung die Harnmenge und Harnstoffausscheidung
- ruft Hochgefühl hervor
- Gedeihstörung bei Kindern
- verbessert die Milch bei stillenden Müttern
- mangelhafte Entwicklung
- Appetitlosigkeit
- Folgen von: Chemotherapie, Diabetes
- Neurasthenie
- Schwäche

Die Luzerne ist eine hülsenfruchtartige Pflanze, die seit frühester Zeit angebaut wird. Man verwendet sie als Weidepflanze und Viehfutter. Alfalfa beeinflusst hauptsächlich die Nahrungsaufnahme, durch nachweisbares „Ankurbeln" des Appetits und der Verdauung. Die Pflanze wirkt als Fettproduzent und folglich ausgleichend auf einen Gewebsschwund. Die körperliche Vitalität kehrt zurück und es kommt zur Gewichtszunahme. Die Urtinktur von Alfalfa soll eine ähnliche Wirkung hervorgerufen haben, wie die von Avena sativa, dem Hafer. Ein Teeaufguss der Pflanze erzielte die gleichen Resultate wie die alkoholischen Zubereitungen. Alfalfa ruft außerdem eine gesteigerte Fröhlichkeit hervor und ein allgemeines Wohlgefühl.

**Dosierung**

5-10 Tropfen der Urtinktur, 3-4x täglich in kaltem Wasser.

# Aloe socotrina

## Pharmazeutisch

Gewöhnliche Aloe, Aloe ferox, Aloe socotrina. Familie: Liliaceae, Aloaceae, Trituration oder alkoholische Lösung aus dem Harz der Blätter. Tinktur.

## Klinisch

- Dysenterie
- Hämorrhoiden (sie treten hervor, wie ein Bündel Trauben)
- Beschwerden durch Pfortaderstauung
- Proktitis, Kolitis
- Analprolaps
- Verlust der Kontrolle über den Sphincter ani (Schließmuskel)

Die Aloe ist eine der ältesten und bekanntesten Heilpflanzen. Sie wird weltweit als Abführmittel verwendet und ist Bestandteil vieler Medikamente zur Regulierung der Darmtätigkeit und der Menstruation. Auffällig ist, dass die durchfälligen Stühle Schleim und Blut enthalten. Der Stuhl geht unwillkürlich ab. Es besteht ein unsicheres Gefühl im Darm bei Blähungsabgang.

## Dosierung

2 Tropfen der Urtinktur in Wasser, 4x täglich.

# Amalaki

**Pharmazeutisch**

Myrobalanenbaum, Amlabaum, Myrobalan, Indische Stachelbeere; Gooseberry, Amla, Phyllanthus embelica, Phyllanthus taxifolius u.a. Familie: Phyllanthaceae. Die Frucht des Myrobalanenbaums ist Teil der Triphala genannten ayurvedischen Medizin. Tinktur aus der Frucht, dem Saft der Blätter und Samen.

**Klinisch**

- Spermatorrhoe
- Husten
- Hat in vitro antimikrobielle und antivirale Eigenschaften gezeigt[1]
- Graue Haare
- Verhindert laut der Ayurvedischen Lehre die Ansammlung von Harnsäure im Blut
- Beeinflusst das Herz-Kreislauf-System
- Stimuliert die Produktion von Insulin
- Gestörte Immunfunktion
- Bei Krankheiten, die auf Übersäuerung basieren

Die Indische Stachelbeere ist eine der drei Bestandteile von Triphala, einer der beliebtesten und ältesten pflanzlichen Mischungen im Ayurveda. Die Stachelbeere wird üblicherweise in Indien vor dem

---

[1] Wikipedia

Essen zusammen mit Kurkuma in Salzwasser eingeweicht, um den sehr sauren Früchten einen angenehmeren Geschmack zu geben. Ferner benutzt man die Amla-Frucht zum Glätten der Haare.

Die Amlabeere ist bereits sehr gut erforscht. Sie ist eine Frucht mit einem sehr hohen Vitamin C-Gehalt (vergleiche Camu Camu und Acerola). Man sagt ihr deshalb eine antioxidative Wirkung nach. Ebenso soll sie über antivirale und antimikrobielle Eigenschaften verfügen. Durch das Mischen von 1 Teil Amla mit 1 Teil Alkohol kann man eine Tinktur herstellen.

**Dosierung**

3 Tropfen der Urtinktur täglich. Mit einem Kräuterauszug werden die Haare gewaschen, um das Vordringen von Kahlheit und grauen Haaren zu hemmen.

# Amoracia rusticana

**Pharmazeutisch**

Meerrettich. Familie: Brassicaceae (Kreuzblütler). Tinktur der Wurzel. Vorkommen: Ost- und Südeuropa.

**Klinisch**

- Atemwegsinfekte
- Infekte der Harnwege
- Antibiotische Wirkung
- Antimykotische Wirkung
- Lokale Anwendung zur Förderung der Durchblutung bei Muskelbeschwerden

Der Meerrettich wird wegen der antibiotischen Eigenschaft seiner Senföle auch als das „bayerische Penicillin" bezeichnet. Auf der Haut löst er eine vermehrte Durchblutung an. Pharmazeutisch aufbereitete Präparate gibt es in Form von Tinkturen, Bronchialtropfen und Tabletten. Er ist beispielsweise neben der Kapuzinerkresse Bestandteil des Fertigpräparates *Angocin®*, das in einer klinischen Studie die Rückfallquote bei wiederkehrenden Blasenentzündungen senkte.

**Dosierung**

2-3x täglich 10-15 Tropfen der Urtinktur.

# Angelica sinensis

**Pharmazeutisch**

Chinesischer Engelwurz, Dong-Quai. Familie: Umbelliferae, Tinktur der Wurzeln.

**Klinisch**

- Hormonregulator
- Amenorrhoe (lange Intervalle)
- Verminderte Libido
- Prämenstruelles Syndrom (PMS)
- Klimakterische Beschwerden
- Hitzewallungen und Unwohlsein nachts
- Hyperthyreose
- Migräne
- Reizbarkeit, Depression
- Herzklopfen
- Schlaflosigkeit
- Bluthochdruck
- Arthritis
- Nervenschmerzen, Ischias, Gürtelrose
- Fibromyalgie, rheumatoide Arthritis
- Beruhigung des Nervensystems

Die Engelwurz wird seit Jahrtausenden als Heilpflanze verwendet. Sie dient dem weiblichen und männlichen Fortpflanzungssystem und gilt als der „führende Hormonregulator". Sie wird häufig zur Unfruchtbarkeitsbehandlung eingesetzt und kann aufgrund ihrer Ferulasäure auch dazu beitragen, die Spermienqualität bei Männern zu verbessern. Vorsicht gilt bei Brust-, Gebärmutter- oder Prostatakrebs oder bei schwangeren Frauen.

**Verwendung**

Verwendung der Urtinktur oder niedrigen D-Potenzen (Apotheke), Kapseln, Tinktur, Extrakt-, Tee usw. in Naturkostläden.

# Arnica montana

## Pharmazeutisch

Bergwohlverleih, Bergwurz, Fallkraut, Wundkraut. Familie: Compositae, Tinktur der ganzen frischen Pflanze, Tinktur der Wurzel.

## Klinisch

- Folgen von Traumata: Verletzungen, Stürze, Prellungen, Knochenbrüche usw.
- Bluterguss und Schwellung nach Trauma

## Dosierung

Für Umschläge als verdünnte Tinktur (1:9 mit Wasser); Arnika-Tinktur sollte nicht lokal auf offene Hautstellen gebracht werden. Bei offenen Riss- oder Lazerationswunden ist die Calendula-Tinktur zur lokalen Anwendung besser geeignet.

## Weitere Anwendungen

Als homöopathisches Verletzungsmittel Nummer Eins in niedrigen, mittleren und Höchstpotenzen nach vorheriger Verordnung bzw. Empfehlung durch einen erfahrenen Homöopathen.

# Artemisia annua

## Pharmazeutisch

Einjähriger Beifuß; Familie Asteraceae, Korbblütler; Vorkommen: sommerwarme Regengebiete Eurasiens.

## Klinisch

- Intermittierendes Fieber – Malaria
- Wirkt fiebersenkend, da es Schweißbildung anregt
- Parasiten im Blut und in der Leber
- Borreliose
- Wurmbefall
- Magenbeschwerden
- Als Inhalationsmittel bei Atemwegsproblemen (ätherische Öle)
- Leberfunktionsstörungen
- Infizierte Wunden und Hautinfektionen

Von allen Artemisia-Arten hat der einjährige Beifuß den höchsten Gehalt an Artemisin, der als starker systemischer Wirkstoff gegen Blutparasiten bekannt ist. Artemisin zeigt gute Wirksamkeit bei Malaria. Viele weitere Artemisia-Arten enthalten ebenso diesen Wirkstoff. Alle Pflanzen dieser Gattung sind antimikrobiell und antibakteriell. Der einjährige Beifuß ist die Nummer Eins der systemisch wirksamen Antibiotikakräuter gegen Parasiten im Blut.

Die Pflanze wurde in China bei der Behandlung von Malaria und Fieber angewendet. Artemisin ist ein Alkaloid, das aus der Pflanze extrahiert und bei Malaria Verwendung findet. Es senkt das Fieber und zerstört die Malariaerreger im Blut. In der Traditionellen Chinesischen Medizin verwendet man Artemisia annua in Form von Tinkturen, Pulvern, Tees und Frischpflanzenauszügen. Gerade in Gegenden, in denen herkömmliche Malariamittel keine Wirkung mehr zeigen, benötigt man diese Heilpflanze.

Der Einjährige Beifuß zählt auch zu den Pflanzen mit dem höchsten antioxidativen Potenzial und ist einer der potentesten Radikalenfänger, die wir kennen. Man sagt ihm deshalb auch eine antitumoröse Wirkung nach.

**Kontraindikationen**

In der Schwangerschaft wird von Artemisia/Artemisinin abgeraten, vor allem im ersten Drittel. Es kam in einer klinischen Studie mit 16 Teilnehmerinnen im ersten Drittel der Schwangerschaft jedoch zu keinen auffälligen Veränderungen der Fehlgeburtenrate.

**Dosierung**

Beispielsweise bei Malaria: 2x täglich 1 TL – 1 EL der Tinktur für 7 Tage, die Anwendung wird nach zwei Wochen wiederholt. Laut Buhner soll die Frischpflanze die stärkste Wirkung zeigen. Hierzu werden die frischen Pflanzenteile entsaftet. Man verwendet 1 EL Frischpflanzensaft täglich, 7 Tage lang. Die Anwendung wird nach zwei Wochen wiederholt.

# Asparagus officinalis

**Pharmazeutisch**

Spargel. Familie: Liliaceae, Tinktur der jungen Sprossen.

**Klinisch**

- Herzklopfen mit Brustbeklemmung
- Nierenbeschwerden
- Hydrothorax

Der Spargel besitzt eine ausgeprägte und unmittelbare Wirkung auf die Harnsekretion. Er hat eine heilende Wirkung für Prostata und Nieren mit Neigung zu Nierensteinen. Der Urin ist sandig und schmerzhaft. Es können heftige Palpitationen des Herzens bestehen, ebenso ein Schmerz über der linken Schulter und Brustbeklemmung. Er wirkt auch bei Atemnot, ausgelöst durch Bewegung und beim Treppensteigen, kombiniert mit Druck auf der Brust wie von einem Gewicht, oder einem Leeregefühl in der Brust.

**Dosierung**

Die früheren Homöopathen verordneten bei Neigung zu Nierensteinen oder bei entsprechender Vorgeschichte die Urtinktur: 3x2 Tropfen, 4x täglich.

# Ashwagandha

**Pharmazeutisch**

Schlafbeere, Withania somnifera, Winterkirsche, indischer Ginseng. Familie: Solanaceae; wichtige Pflanze der Ayurveda; Indien. Tinktur bis zur 1. Potenz.

**Klinisch**

- Gedächtnisschwäche, geistige Ermüdung, Gehirnnebel (verbessert die Funktion des Gehirns und der Neurotransmitter)
- Spermatorrhoe (Samenergüsse nachts und beim Stuhlgang)
- Impotenz, sexuelle Schwäche oder Infertilität
- Menstruationsbeschwerden
- Erschöpfung, geistige Ermüdung
- Rekonvaleszenz
- Immunstärkend
- Senkt den Cortisolspiegel und reduziert somit die Stresshormone

Ashwagandha ist ein großes Mittel der Ayurvedischen Medizin. Es ist ein Heilkraut mit unglaublichen adaptogenen Eigenschaften, die stressbedingte Zustände wie Nebennierenmüdigkeit, Herz- und Nierenerschöpfung deutlich reduzieren kann. Es soll den Blutzucker regulieren und hilft, das Verlangen nach Zucker zu unterdrücken. Es dient zur Steigerung der Lebenskraft, besonders in der

Rekonvaleszenz von chronischen Krankheiten und zur Schmerzsteuerung bei arthritischen Beschwerden.

**Dosierung**

5 Tropfen der Urtinktur, dreimal täglich. Im Handel oft erhältlich in Kapseln als sogenanntes „Adaptogen". Weitere Anwendungsformen im Rahmen einer Ayurvedischen Therapie.

# Astragalus

**Pharmazeutisch**

Tragant, mongolischer Tragant, Astragalus membranaceus, Bocksdorn. Familie: Fabaceae (Hülsenfrüchtler, Schmetterlings-blütler), Vorkommen: Nordhalbkugel, nördliches China, Mongolei.

**Klinisch**

- Störung des Immunsystems
- Viren- und Bakterieninfektionen
- Erhöht die weißen Blutkörperchen
- Bei Erkältungen, Grippe, Atemwegserkrankungen
- Herpes
- Gürtelrose
- Diabetes
- Heuschnupfen
- Bluthochdruck
- Lebererkrankungen
- Stoffwechsel anregend
- Begleitend zur Chemotherapie bzw. HIV/AIDS-Behandlung
- Anti-Aging

Der Tragant ist ein essenzielles Kraut für das Immunsystem und bekannt für die Bekämpfung von Virus- und Bakterieninfektionen, Entzündungen und Krebs. Es ist eine seit Jahrhunderten gängige

Küchenzutat. Die geschnittene Wurzel wird bei der Zubereitung von Suppen verwendet und vor dem Verzehr abgeseiht.

**Dosierung**

3x täglich 10-30 Tropfen der Urtinktur, in Absprache mit dem Therapeuten auch höhere Dosierungen möglich. Bei chronischen Leiden 1 Tl täglich. Als präventives Mittel gegen Virusinfektionen, hier: 1 Tl, 4-6x täglich.

Astragalus ist Bestandteil des Heuschnupfenmittels Alvent®.

**Nebenwirkungen**

Bislang sind keine relevanten Nebenwirkungen bekannt. Das Heilkraut ist sehr gut verträglich, auch bei regelmäßiger oder hochdosierter Anwendung. Die Chinesen berichten übereinstimmend über Tragant zur Behandlung von Erkältungen und Grippe sowie bei supprimierter Immunfunktion.

Im Spätstadium einer Lyme-Borreliose ist Tragant kontraindiziert, da es bei dieser speziellen Erkrankung die Autoimmunreaktion verschlimmern kann. Gleiches gilt bei Transplantatpatienten.

# Avena sativa

## Pharmazeutisch

Haferstroh, echter Hafer. Familie: Gramineae, Tinktur der frischen Pflanze zur Blütezeit.

## Klinisch

- Alkoholismus, Delirium tremens
- Folgen von Drogenmissbrauch: Opium, Morphium, Heroin
- Schlaflosigkeit mit nervöser Erschöpfung und Schwäche, auch aufgrund von Drogen oder Alkohol
- Suchtverhalten
- Schwäche nach Grippe, akuter schwerer Erkrankung, chronische Schlaflosigkeit in der Rekonvaleszenz
- Nervöses Zittern der alten Menschen
- Neurasthenie, nervöse Erschöpfung
- Palpitationen
- Schlaflosigkeit
- Kälte
- Spermatorrhoe

Avena sativa ist vorwiegend ein antineurotisches Mittel und führt zu einer merklichen Beruhigung des Nervensystems. Es wirkt auf die männlichen Sexualorgane und reguliert die funktionellen Unregelmäßigkeiten dieser Teile wohl genauso gut wie jede andere Arznei. Das beste Mittel gegen Schwäche nach schweren

Krankheiten; postdiphterische Paralyse; Rheumatismus des Herzens; Schlaflosigkeit besonders bei Alkoholproblemen oder bei den Folgen von Morphinkonsum.

**Dosierung**

Zum (Morphium)-entzug, 15 Tropfen der Urtinktur 4x täglich, auf einen Schluck heißes Wasser. Ansonsten 3-4x täglich je 15 Tropfen der Urtinktur, gut verdünnt in Wasser.

# Bellis perennis

**Pharmazeutisch**

Gänseblümchen, Maßliebchen, Himmelsblume, Tausendschön. Familie: Compositae, Tinktur der ganzen, frischen, blühenden Pflanze.

**Klinisch**

- Folgen von Verletzung, Stürze, Überarbeitung
- Verstauchung, Verrenkung, Zerrung mit starkem Wundheitsschmerz
- Trauma allgemein
- Trauma der Beckenorgane
- Tumore, Furunkel, mit Jucken und Brennen
- Venöse Stase
- Schlaflosigkeit aufgrund von Wundheitsschmerz
- Spermatorrhoe

Das Gänseblümchen als Heilpflanze wirkt auf die Muskelfasern und Blutgefäße. Es ist das erste Mittel bei Verletzung von tieferem Gewebe und nach operativen Eingriffen (in Potenzen nach Kaiserschnitt). Bellis perennis hat eine ähnliche Wirkung wie andere Compositae, z.B. Arnica oder Calendula. Lokal als verdünnte Tinktur (1:9 mit Wasser) bei Prellungen und Verrenkungen, auch wenn diese schon länger zurück liegen. Bellis perennis ruft bei lokaler Anwendung eine Erweiterung der Pupillen hervor.

**Dosierung**

Einnahme der Urtinktur, 5 Tropfen zweimal täglich. Lokal für Umschläge: 1:9 verdünnt mit Wasser.

# Berberis vulgaris

## Pharmazeutisch

Berberitze, Sauerdorn, Essigbeere. Familie: Berberidaceae; Großbritannien; Tinktur der Wurzelrinde.

## Klinisch

- Lebererkrankungen
- Nierenerkrankungen
- Gallensteine und Gallenkolik, oft verbunden mit Gelbsucht
- Nierensteine und Nierenkolik

Bei kurzen, plötzlich auftretenden und punktförmig stechenden Schmerzen in der Leberregion, die meist durch Gallengries und/-steine hervorgerufen werden. Das Urinieren ist schmerzhaft. Die Schmerzen wechseln schnell den Ort und Charakter; sie strahlen von einem bestimmten Punkt aus oder sie schießen von den Nieren in die Harnblase.

## Dosierung

5 Tropfen der Urtinktur stündlich, abhängig von der Schwere der Beschwerden.

# Bursa pastoris

**Pharmazeutisch**

Hirtentäschelkraut, Capsella bursa pastoris, Thlaspi bursa pastoris. Familie: Cruciferae. Tinktur des frischen blühenden Krautes.

**Klinisch**

- Folgen von unterdrückter Menstruation (Antibabypille, Hormonspirale, Hysterektomie u.a.)
- Metrorrhagie (Uterusblutung außerhalb der Menses)
- Menorrhagie (zu starke Menses)
- Häufiges Nasenbluten und andere Schleimhautblutungen
- Harnsaure Diathese/Steinleiden
- Chronische Blasenentzündung
- Chronische Neuralgie

Das Treasury of Botany schreibt über Thlaspi: *„Eine in Europa heimische Pflanze; sie hat die Europäer auf all ihren Wanderungen begleitet und ist überall dort gewachsen, wo diese sich niederließen, um den Boden zu bearbeiten."*

Laut Burnett ist Bursa pastoris ein Organmittel von enormer Bedeutung. Es ist für die Gebärmutter das, was Chelidonium für die Leber und Ceanothus für die Milz ist. Burnett erwähnte auch, dass die Urtinktur das Beste für die Folgen einer unterdrückten Menses sei. Bei Gebärmutterblutung bevorzugte er die Potenzen. Bursa pastoris ist eine Arznei gegen zu häufige Blutungen (Metrorrhagien). Die Frauen erholen sich kaum von einer Periode, bevor die nächste beginnt. Sie wirkt auch bei einer Erhöhung der Harnsäure.

**Dosierung**

5 Tropfen der Urtinktur, 3-4x täglich. Äußerlich zur Blutstillung: 5-10 Tropfen in etwas Wasser.

# Calendula officinalis

**Pharmazeutisch**

Ringelblume, Marigolde, Totenblume, Sonnenwendblume. Familie: Compositae.

**Klinisch**

- Abschürfungen
- Lazeriertes Gewebe
- Folgen von Stichverletzung (Messerstiche)
- Geschwüre
- Frostbeulen
- Nagelentzündung
- Folgen von Operation
- Punktionswunden
- Schnittwunden
- Insektenstiche

Calendula-Tinktur ist hilfreich bei offenen Wunden (im Gegensatz zu Arnika-Tinktur) oder Wunden bzw. offene Stellen, die nicht heilen. Verhindert Pyämie und Gangrän.

**Dosierung**

Für Umschläge: 1-2 TL der Tinktur in ¼ Liter abgekochtes warmes Wasser. Gegen den Juckreiz bei Insektenstichen wird die Tinktur unverdünnt aufgetragen.

**Weitere Anwendungen**

Als potenziertes homöopathische Arzneimittel wird Calendula unter anderem bei Muskelfaserrissen und schlecht heilenden Wunden eingesetzt.

# Carduus marianus

**Pharmazeutisch**

Mariendistel, Silybum marianum. Familie: Compositae, Tinktur oder Trituration der Samen.

**Klinisch**

- Alkoholabusus
- Blutungen, Epistaxis
- Gallensteine
- Gelbsucht
- Hämorrhoiden
- Hepatitis
- Influenza
- Kopfschmerzen, leberbedingte, ähnlich wie Chelidonium und Sanguinaria
- Migräne, schlimmer auf der rechten Seite, besser durch Essen
- Ischialgie
- Lebererkrankungen
- Milzerkrankungen
- Rheumatismus
- Variköse Geschwüre
- Varizen
- Leberzirrhose

Die Mariendistel ist primär eine wichtige Arznei für die Leber und das Pfortadersystem. Sie ist insbesondere angezeigt bei Alkoholmissbrauch, vor allem, wenn dieser durch Bierkonsum entstanden ist (Burnett). Die Folgen sind chronische Leberschwäche, Leberzirrhose, Pfortaderstauung und Gallensteine.

Die Leber ist vergrößert und geschwollen, vor allem in horizontaler Richtung (Chelidonium in vertikaler Richtung). Burnett hat dieses Phänomen als „Wirkrichtung" einer Arznei bezeichnet. Stiche in der Leber durch Liegen auf der linken Seite; Stiche in der Milz, schlimmer durch Einatmen und Zusammenkrümmen. Lebererkrankungen, die auf die Lunge übergehen und Hämoptyse verursachen. Als Schlüsselsymptom von Carduus marianus bezeichnete Burnett einen „Hautausschlag auf dem Sternum", einen bräunlichen Hautausschlag im Brustbeinbereich, der häufig bei Leber- und Herzbeschwerden auftritt. Der linke Leberlappen ist oft vergrößert und es besteht gleichzeitig Herzklopfen oder ein systolisches Geräusch.

Quellen: Boericke, Burnett, Clarke, Murphy.

**Dosierung**

2x täglich 10 Tropfen der Urtinktur in Wasser. Erhältlich sind auch nichtalkoholische Tinkturen. Die pulverisierten Samen der Mariendistel können als Nahrungsergänzung verwendet werden.

# Cataria nepeta

**Pharmazeutisch**

Katzenminze, Katzenkraut. Familie: Laminaceae, Vorderasien, Ost- und Südeuropa.

**Klinisch**

- Kolik
- Kopfschmerzen, nervöser Genese
- Hysterie

Die Katzenminze ist ein Kindermittel für Koliken. Die Kinder weinen und ziehen die Oberschenkel zum Körper oder krümmen sich vor Schmerzen. Die Arznei ähnelt Chamomilla und Magnesium phosphoricum hinsichtlich der Blähungskoliken.

**Dosierung**

5 - 10 Tropfen der Tinktur, bis 3x täglich.

# Ceanothus americanus

## Pharmazeutisch

Seckelblume; wilder Schneeball. Familie: Rhamnaceae (Kreuzdorngewächse), Vorkommen: Nord- bis Mittelamerika. Kultivierung als Zierpflanze in Europa. Tinktur der frischen Blätter. Die frischen Blätter werden zu einem Brei zerstampft und in zwei Gewichtsanteilen Alkohol mazeriert.

## Klinisch

- Milzerkrankung mit enormer Vergrößerung der Milz
- Milzschmerzen, auch nach Milztrauma
- Lymphatische Leukämie mit Milzvergrößerung
- Haarausfall
- Hämostatikum (Vorsicht bei gleichzeitiger Einnahme von Marcumar)
- Periodisch auftretende Neuralgien
- Antivirale Wirkung[2]

Die Gattung Ceanothus umfasst zahlreiche Arten, die meisten finden medizinische Verwendung. In erster Linie stimuliert und tonisiert das Kraut das Lymphsystem. Die Ceanothus americanus ist bekannt dafür, dass sie eine starke Affinität zur Milz aufweist. Sie wirkt bei

---

[2] Buhner

deren abnormer Schwellung (Splenomegalie) oder ihrer Entzündung (Splenitis), besonders als Folge unterdrückter Malaria oder nach Malariaprophylaxe. Die Arznei wirkt aber auch auf die Leber, bei Hepatosplenomegalie mit Anämie und bei lymphatischer Leukämie. In der Urtinktur vermindert Ceanothus die Blutgerinnung (wird in Indien anstatt Marcumar verwendet).

**Dosierung**

2-5 Tropfen der Urtinktur 3x täglich. Sie kann lokal auf der Kopfhaut als Haartonikum angewendet werden.

# Chelidonium majus

**Pharmazeutisch**

Schöllkraut. Familie: Papaveraceae, Tinktur der ganzen frischen Pflanze.

**Klinisch**

- Gallenbeschwerden (Schmerzen oder Steine)
- Gelbsucht
- Hepatitis
- Influenza
- Kopfschmerzen
- Lebererkrankungen
- Tumore
- Warzen

Chelidonium war eines von Burnetts Lieblingsmittel, wenn die Leber affiziert war. Die Wirkrichtung dieser Arznei erstreckt sich von der Leber senkrecht nach oben zur rechten Brustwarze. Eines der Leitsymptome sind stechende Schmerzen unterhalb des rechten medialen unteren Schulterblattwinkels in Verbindung mit Leberstörungen.

In der Volksmedizin gilt der Milchsaft des Schöllkrautes (Chelidonium majus) als Mittel gegen Warzen; eine hautreizende oder gar ätzende Wirkung konnte jedoch wissenschaftlich nicht belegt werden. Bei

Augenkontakt kann der Milchsaft Entzündungen hervorrufen. Nach Einnahme von Pflanzenteilen sollen im gesamten Verdauungstrakt Symptome einer Reizung möglich sein, daher wird vom Verzehr größerer Mengen abgeraten; akute Vergiftungen sind hier ebenfalls nicht bekannt. Die chronische Einnahme alkaloidreicher Extrakt-Präparate, die traditionell zur Behandlung von Leber- und Gallenleiden eingesetzt werden, kann allerdings leberschädigende (hepatotoxische) Wirkungen haben.

**Dosierung**

Aus oben genannten Gründen ist die organotrope Einnahme in **niedriger D-Potenz** einer Urtinktur vorzuziehen. Vom Trinken einer Schöllkraut-Teemischung wird ebenfalls abgeraten. Für Tiere ist die Pflanze grundsätzlich giftig.

# Chelone glabra

## Pharmazeutisch

Schlangenkopf, Schildblume. Familie: Scrofulariaceae. Tinktur der ganzen Pflanze.

## Klinisch

- Folgen von Chiningebrauch oder Malaria
- Malaria subacuta
- Würmer (Spul- und Fadenwürmer)
- Schwäche, Unwohlsein infolge von intermittierendem Fieber
- Leberbeschwerden

Chelone wurde von Ärzten der alten Schule und Pflanzenheilkundlern als Leber- und Wurmmittel eingesetzt. Burnett verwendete es als Organmittel bei Leberbeschwerden. Seine Indikationen waren: *„Schmerz- oder Wundheitsgefühl im linken Leberlappen, erstreckt sich nach unten".*

## Dosierung

Gaben von einem bis fünf Tropfen der Tinktur wurden verabreicht.

# Chionanthus virginica

**Pharmazeutisch**

Giftesche, Chionanthus americana. Familie: Oleaceae. Die Rinde als Teil, der verwendet wird, enthält Saponin. Tinktur.

**Klinisch**

- Gallensteine und Gallensteinkolik
- Diabetes mellitus
- Splenomegalie
- Hepatomegalie
- Lebererkrankungen
- Ikterus
- Leber bedingte Migräne
- Erschöpfung
- Trockener Mund

**Dosierung**

2-3x täglich 5 Tropfen der Urtinktur.

# Cimicifuga racemosa

Wanzenkraut, Actea racemosa, Macrotys racemosa, Actea monogynia, Cimicifuga serpentaria, Traubensilberkerze, schwarze Schlangenwurzel, Botroflus serpentaria. Familie: Ranunculaceae, Nordamerika, Tinktur der Wurzel.

## Klinisch

- Erkrankungen des Uterus
- Menstruationsbeschwerden
- Hitzewallungen
- Klimakterium
- Rheuma, bzw. Arthritis seit Klimakterium
- Rückenschmerzen
- Schmerzen quer über das Becken, von einer Hüfte zur anderen
- Wehenschmerzen, Wochenbettfieber
- Tinnitus aurium

Die meist als Traubensilberkerze bekannte Pflanze ist eine wichtige Arznei bei klimakterischen Beschwerden und Bestandteil von vielen phytotherapeutischen Fertigarzneien. Sie ist meist hilfreich für rheumatische nervöse Frauen mit Reizung der Eierstöcke. Sie sind meist schwermütig und niedergeschlagen, *„als ob über allem eine schwarze Wolke hängen würde".* Die homöopathische

Arzneimittelprüfung erbrachte auch rheumatische Schmerzen in den Muskeln von Rücken und Nacken mit Steifheit und Kontraktion.

**Dosierung**

Beispielsweise haben sich 15-30 Tropfen der Urtinktur in der schulmedizinischen Anwendung bei Tinnitus aureum bewährt.

**Weitere Anwendungen**

In homöopathischen Potenzen nach individueller Verordnung durch den erfahrenen Therapeuten.

In Fertigzubereitungen als pflanzliche Arznei gegen Beschwerden in den Wechseljahren, nach Packungsbeilage.

**Vorsicht**

Vor einer längerfristigen Einnahme von Fertigpräparaten ist abzuraten, da sich beispielsweise die psychischen Beschwerden im Sinne einer „Arzneimittelprüfung" verstärken können.

# Coriandrum sativum

**Pharmazeutisch**

Echter Koriander, Wanzenkraut, chinesische Petersilie. Familie: Apiaceae (Doldenblütler). Ursprung: Westasien. Tinktur aus frischen Blättern. Tinktur der Früchte.

**Klinisch**

- Intoxikationen, z.B. durch Amalgam, Quecksilber, Schwermetalle etc. (Koriandergrün)
- Verdauungsstörungen, wie Blähungen (Früchte)

Der Koriander ist eine der ältesten Küchenkräuter der Menschheit. Er wurde bereits vor mehreren Tausend Jahren in China, Indien und Ägypten angebaut. Das grüne Kraut der Gewürzpflanze besitzt eine wanzenähnliche, übelriechende Ausdünstung. Die getrockneten Früchte sind von aromatischem Geschmack. Sie werden neben Anis, Fenchel und Kümmel als Brotgewürz verwendet und sind Bestandteil von Currymischungen.

Nach wissenschaftlichen Untersuchungen sind die Wirkstoffe der Korianderblätter in der Lage, Toxine und Schwermetalle aus dem menschlichen Körper auszuleiten. Aus diesem Grund ist die Heilpflanze in der Entgiftungstherapie, besonders bei Amalgambelastungen, von großer Bedeutung.

**Dosierung**

Urtinktur: Anfangs 3x täglich 1 Tropfen in warmem Wasser kurz vor den Mahlzeiten. Langsam bis maximal auf 3x15 Tropfen steigern.

Korianderkraut als Bestandteil von „grünen Smoothies" erfreut sich zunehmender Beliebtheit im Rahmen einer Leber entgiftenden Ernährung. Man sollte hier die Dosis aber nur langsam steigern, da es zu einer Überreaktion kommen kann.

# Crataegus oxyacantha

## Pharmazeutisch

Weißdorn, Crataegus monogyna, Crataegus laevigata. Familie: Rosaceae. Die frischen Beeren werden zu einem Brei zerstampft und in zwei Gewichtsanteilen Alkohol mazeriert, Tinktur der reifen Frucht.

## Klinisch

- Zur Rekonvaleszenz nach Herzanfällen
- Herzhypertrophie
- Steigert die Herzkraft
- Unregelmäßige Herztätigkeit, nervöses Herzklopfen
- Reguliert den Blutdruck
- Arteriosklerose
- Wassersucht
- Schlaflosigkeit bei Erkrankungen der Aorta

Der Weißdorn ist die Arzneipflanze des Jahres 2019. Als Herzmittel wurde die Pflanze von Dr. Greene aus Ennis, Irland, in die Medizin eingeführt. Man verwendete sie mit großem Erfolg empirisch in Fällen von Herzversagen. Für gewöhnlich wurden Tropfengaben der Urtinktur gegeben.

Als hervorragendes Herztonikum wirkt der Weißdorn sehr langsam und kann lange Zeit palliativ helfen. Es ist jedoch kein Herzgift wie

Digitalis und hat keine kumulative Wirkung. Es dient der Rekonvaleszenz nach Herzanfällen, steigert die Herzkraft und reguliert eine unregelmäßige Herztätigkeit. Man gibt es auch bei Atemnot und Wassersucht, durch fehlende Herzkraft, entweder aufgrund von Klappenbeschwerden oder durch Anämie.

**Dosierung**

5-10 Tropfen der Urtinktur, 2-3x täglich in warmem Wasser. Crataegus ist auch hochdosiert in Tablettenform (z.B. Crataegutt novo®) erhältlich.

# Cucurbita pepo

**Pharmazeutisch**

Gartenkürbis, Cucumis macrocarpus. Familie: Curcurbitaceae, Nordamerika, Tinktur der frischen Pflanze

**Klinisch**

* Schwangerschaftserbrechen
* Heftige Übelkeit unmittelbar nach dem Essen.
* Seekrankheit
* Bandwürmer, Spulwürmer[3]

Die Tinktur oder der Aufguss des Kürbiskerns ist eines der wirksamsten und ungefährlichsten Wurmmittel, das auch Kindern sicher gegeben werden kann. Wenige Stunden nach der Einnahme kann ein Abführmittel, z.b. Rizinusöl, verwendet werden, um die Austreibung der Würmer zu unterstützen.

**Dosierung**

In der Urtinktur oder in einer niedrigen homöopathischen Potenz, z.b. D3 bei Schwangerschaftserbrechen. Für Kinder empfiehlt sich ein gekochter Brei der vorher geschälten und eingeweichten Samen.

---

[3] Murphy

# Cynara scolymus

**Pharmazeutisch**

Artischocke. Familie: Compositae (Korbblütler), Tinktur der ganzen oberirdisch wachsenden Pflanze. Vorkommen: Mittelmeerraum.

**Klinisch**

- Verdauungsbeschwerden
- Übelkeit
- Appetitlosigkeit
- Völlegefühl
- Blähungen
- Mangelhafte Fettverdauung
- Hypercholesterinämie
- Arteriosklerose
- Gallensteine
- Gelbsucht
- Hepatitis
- Prämenstruelles Syndrom

Die Artischocke wurde 2003 als Heilpflanze des Jahres gekürt. Sie fördert die Gallenabsonderung aus den Leberzellen, ist lipid- und cholesterinsenkend, antioxidativ, appetitanregend, verdauungs-fördernd, karminativ (entblähend), wirkt antihepatotoxisch und regt die Leberzellteilung an.

**Kontraindikation**

Verschluss der Gallengänge, Allergien gegen Korbblütler, hemmt Milchbildung.

**Dosierung**

Urtinktur 3x täglich 10-20 Tropfen. Frischpflanzensaft 3x täglich 1 Esslöffel vor dem Essen.

# Cypripedium pubescens

**Pharmazeutisch**

Frauenschuh, Nervenwurzel. Familie: Orchidaceae, Tinktur und Aufgüsse der frischen, im Herbst gesammelten Wurzel.

**Klinisch**

- Rekonvaleszentenmittel
- Nervöse Schwäche, aufgrund nervöser Erregung
- (Nerven)-Schwäche nach Grippe
- Neurasthenie, Niedergeschlagenheit
- Schlaflosigkeit und Erregung
- Gedankenandrang mit körperlicher Ruhelosigkeit
- Üble Folgen von zu viel Grüntee oder Kaffee

Cypripedium wirkt gut bei der Rekonvaleszenz, besonders nach einer vorher durchgemachten Grippe. Der Genesende ist einfach in zu großer Aufregung, die ihn daran hindert, sich auf irgendetwas zu konzentrieren oder nachts zu schlafen. Sie sind hellwach mit dem Verlangen zu reden. Das Mittel reiht sich ein mit Scutellaria und Valeriana.

Edwin Moses Hale (1829 – 1899) betonte die Wirkung des Frauenschuhs auf Körper und Seele. Er erwähnte, dass ein starker Aufguss Munterkeit gefolgt von Gelassenheit hervorruft. Es wird häufig von Frauen angewendet, deren Nerven durch langwierige

Krankheit oder durch übermäßigen Genuss von Grüntee oder Kaffee zerrüttet sind.

Cypripedium wird gerne mit Passiflora incarnata und Valeriana kombiniert gegeben.

**Dosierung**

5 Tropfen der Urtinktur, 2-3x täglich. Vorsicht: In höheren Konzentrationen können Unruhe, Kopfschmerzen, Erregung und Halluzinationen auftreten.

# Damiana aphrodisiaca

**Pharmazeutisch**

Turnera aphrodisiaca. Familie: Turneraceae; Mittel- und Südamerika.

**Klinisch**

- Sexuelle Neurasthenie bis Impotenz
- Sexuelle Schwäche aufgrund nervöser Prostration
- Inkontinenz bei alten Menschen
- Chronische Prostatorrhoe/Spermatorrhoe
- Nieren- und Blasenkatarrh
- Frigidität bei Frauen

**Dosierung**

10 Tropfen der Urtinktur in wenig kaltes Wasser, 3-4x täglich.

# Dipsacus sylvestris

## Pharmazeutisch

Dipsacus fullonum, Wilde Karde, Kardendistel, Kardenwurzel, Wald-Karde, Weberdistel, Kratzkopf. Familie: Caprifoliaceae, Untergattung: Dipsacoideae. Vorkommen: Eurasien und Nordafrika.

## Klinisch

- Hautkrankheiten
- Magen-/Darm- Beschwerden
- Borreliose
- Rheuma
- Gallenbeschwerden

Die Kardendistel war bereits im Altertum sowie im Mittelalter ein bekanntes und häufig verwendetes Heilkraut gegen eine Reihe von Krankheiten. Man verwendete hierfür sowohl die Blätter als auch die Wurzeln. Heutzutage findet die Karde Gebrauch bei kleineren Wunden, Gerstenkörnern, Hautflechten, kleineren Hautgeschwüren, Dermatosen, Verdauungsstörungen und rheumatischen Gelenkschmerzen. Besonders auch bei der phytotherapeutischen Behandlung der Borreliose spielt sie eine große Rolle. Meist kommt hierfür die Tinktur aus ihrer Wurzel zum Einsatz.

**Dosierung**

Bei Borreliose: 3x täglich zwischen 20-30 Tropfen über einen Zeitraum bis zu vier Wochen. Der Zeitraum der Behandlung beträgt ca. ein Jahr, mit dazwischen liegenden Pausen. Einige Studien konnten unter bestimmten Umständen eine Wachstumshemmung der Bakterienart Borrelia burgdorferi unter Laborbedingungen beobachten[4].

Bei sachgemäßer Anwendung sind aktuell keine Nebenwirkungen bekannt. Bei empfindlichen Menschen konnte ein leichter Juckreiz bei längerer Einnahme beobachtet werden.

---

[4] Liebold, T., Straubinger, R.K. Rauwald, H.W. (2011): „Growth inhibiting activity of lipophilic extracts from Dipsacus sylvestris Huds. Roots against Borrelia burgdorferi s.s. in vitro".

# Echinacea angustifolia

**Pharmazeutisch**

Sonnenhut, Echinacea rudbeckia. Familie: Compositae. Echinacea angustifolia ist die westliche Gattung und darf nicht mit Echinacea purpurea oder dem Purpursonnenhut verwechselt werden. Tinktur der ganzen frischen Pflanze.

**Klinisch**

- Septische Wunden
- Äußerliche Wunden allgemein
- Giftige Bisse oder Stiche
- Zu Beginn einer Erkältung oder Grippe
- Streptokokkenangina
- Immunstörung
- Regt den Speichelfluss an
- Antibakteriell
- Antiviral
- Antientzündlich

Echinacea ist ein Immunstimulans und Tonikum für das Blut und das Immunsystem. Die Pflanze erlangte Aufmerksamkeit als *„Meyer`s Blutreiniger"*. Sie wurde von Kräuterheilkundigen lange Zeit bei typhösen Zuständen, Diphterie, malignem Scharlach, Karbunkel und Furunkel eingesetzt. Ebenso auch als septisches Mittel bei Tier- und Schlangenbissen sowie Insektenstichen.

## Anwendung und Dosierung[5]

Bei einsetzender Erkältung oder Grippe mindestens 30 Tropfen der Tinktur stündlich einnehmen, bis die Beschwerden nachlassen. Die Wirksamkeit con Echinacea bei Erkältungskrankheiten und Grippe erhöht sich, wenn man das Kraut mit Süßholz und Säckelblumen (Ceanothus) kombiniert.

Bei äußerlichen Wunden: Tinktur mit wenig Wasser verdünnen. In schweren Fällen wendet man einen halben bis ganzen Teelöffel E. angustifolia Wurzeltinktur alle halbe Stunde an.

Bei giftigen Stichen und Bissen wird die Tinktur mit den gleichen Anteilen Wasser (1:1) gemischt, die betroffene Stelle wird damit alle 30 Minuten gewaschen. Zusätzlich 1 Tl alle halbe bis ganze Stunde einnehmen. Bei Bienen- oder Wespenstichen eher weniger, bei infizierten oder giftigen Bissen kann man die Dosierung erhöhen.

Als Mund- und Rachenspülung: Bei Entzündungen und Geschwüren, 30 Tropfen der Tinktur im Mund behalten, bis sich die Speichelproduktion bemerkbar macht, dann alle Schleimhautoberflächen im Mund damit benetzen, 30 Sekunden im Mund behalten und herunterschlucken. Drei- bis viermal täglich wiederholen.

---

[5] Buhner, Pflanzliche Antibiotika, Seite 326.

**Kontraindikation**

Selten kommen unerwünschte Wirkungen vor. Bei Langzeitanwendung und hoher Dosierung können Gelenkschmerzen auftreten. Wer an einer Kollagenose leidet, sollte auf eine Langzeitanwendung verzichten.

Bei chronischer und hoher Krankheitsanfälligkeit oder bei Zuständen mit geschwächter Immunabwehr sollte man Echinacea angustifolia laut Buhner nicht benutzen. Er empfiehlt in solchen Fällen eine ganzheitliche Behandlung, um das Immunsystem zu heilen.

# Eichhornia crassipes

**Pharmazeutisch**

Wasserhyazinthe, nach deutschem Politiker Eichhorn benannt; Familie: Pontederiaceae; Australien, Afrika, Nordamerika, inzwischen als „tropische Wasserpest" weit verbreitet.

**Klinisch**

- Chronische Pankreatitis mit Pankreasinsuffizienz
- Pankreasbeschwerden nach Gallenblasenoperationen
- Akute Pankreatitis (AHZ 1973/1)[6]

Pharmakologische Untersuchungen mit der Urtinktur aus der Wasserhyazinthe lassen eine dem Sekretin und dem Cholecystokinin ähnliche Wirkung erkennen. Die Therapie von 35 Patienten erbrachte eine gute Wirkung homöopathisch potenzierter Dilutionen. Dabei erwies sich die D2-Potenz als optimal. Als Hauptindikation ergab sich die chronische Pankreatitis mit Insuffizienz.

**Dosierung**

Eichhornia crassipes D2, mehrmals täglich.

---

[6] Allgemeine Homöopathische Zeitung, Ausgabe 1973/1: https://www.thieme-connect.com/products/ejournals/pdf/10.1055/s-2006-935662.pdf

# Equisetum arvense

## Pharmazeutisch

Ackerschachtelhalm, frische Triebe. Familie: Equisetopsida. Vorkommen: Europa und Amerika. Die Pflanze wächst auf feuchtem Untergrund.

## Klinisch

- Ödeme, posttraumatischer oder statischer Natur
- Drainagemittel bei Harnwegsinfekten
- Nierenschwäche/Harnretention
- Nierengriess
- Bindegewebsreinigung
- Osteoporoseprophylaxe
- Skoliose

Die Schachtelhalme beinhalten viel Kieselsäure, Kaliumsalze und Flavonoide. Durch ihren hohen Kieselsäuregehalt hat die Tinktur eine stärkende Wirkung auf das Bindegewebe und Skelettsystem, insbesondere auf die Wirbelsäule.

Der Winterschachtelhalm, Equisetum hyemale, wird in homöopathischen Potenzen unter anderem bei der Behandlung von Harninkontinenz, bzw. Bettnässen bei Kindern verwendet.

**Dosierung**

2-3x täglich 5-10 Tropfen in 100 ml Wasser. Zur Osteoporoseprophylaxe (intervallweise mit vierwöchigen Pausen) kann ein Tee angesetzt werden. Diesem kann man zusätzlich noch einige Tropfen der Urtinktur hinzufügen.

Die homöopathische Verwendung des Winterschachtelhalms (Equisetum hyemale) erfolgt nach individueller Verordnung durch einen ausgebildeten Homöopathen.

# Fabiana imbricata

## Pharmazeutisch

Fabianakraut, Pichi-Pichi. Familie: Solanaceae, Chile. Ein südamerikanischer Strauch, der auch in Südkalifornien angebaut wird. Tinktur des Saftes.

## Klinisch

- Prostatitis
- Dysurie
- Zystitis
- Gelbsucht
- Gallensteine
- Dyspepsie
- Nasenkatarrh
- Postgonorrhoische Harnwegsbeschwerden
- Erhöht die Gallensekretion

Das Fabianakraut ist ein Diuretikum wie Terebinthina. Es besitzt auch eine tonisierende und cholagoge Wirkung und ist auch bei der Behandlung von Nasenkatarrh, Gelbsucht, Dyspepsie und zu Vermehrung der Gallensekretion verwendet worden.

Die Tinktur des Krauts hat sich auch bewährt bei der Behandlung einer harnsauren Diathese, Harnblasenentzündung, Gonorrhoe, Prostatitis, Dysurie, Blasenkatarrh mit eitrigen Zuständen der

Prostata, postgonorrhoischen Harnwegsleiden, Gallensteinen und Leberleiden. Auch bei einem Blasentenesmus und Brennen nach dem Urinieren ist es eine bewährte Indikation.

Der Urin ist oft wund machend und enthält Steine oder Grieß.

**Dosierung**

10-20 Tropfen der Urtinktur, 2x täglich.

# Fragaria vesca

## Pharmazeutisch

Walderdbeere. Familie: Rosaceae, Tinktur der reifen Frucht, Aufguss der Wurzel.

## Klinisch

- Hilft beim Abstillen
- Hämostatikum (Menses, stoppt Blutfluss)
- Milzschwellung
- Viele Arten von Hautausschlägen

Die Urtinktur ist ein sehr gutes Mamma-Mittel im Rademacher'schen Sinne, obwohl es keine seiner Arzneien ist. Ein Aufguss der Wurzel führt zu einer Verkleinerung der Brüste und zum Versiegen der Milch, somit ist es ein hilfreiches Mittel für Frauen, die ihre Kinder abstillen möchten.

## Dosierung

Morgens und abends 10 Tropfen in Wasser.

# Fraxinus americana

**Pharmazeutisch**

Weißesche, Familie Oleaceae, Tinktur der Rinde.

**Klinisch**

- Erkrankungen der Gebärmutter
- Dysmenorrhoe
- Prolaps des Uterus
- Myome, Tumore
- Beschwerden im Klimakterium

Die wichtigste klinische Autorität für die Anwendung von Fraxinus ist Dr. Burnett, der das Mittel als Tonikum für den Uterus mit all seinen schweren Erkrankungen verwendete. Er bezeichnete Fraxinus als das *„arzneiliche Pessar"*. Es ein Organmittel ersten Grades, es tonisiert den Uterus und hilft besonders nervösen Frauen. Seine Anwendungsgebiete sind Myome und Tumore des Uterus, insbesondere, wenn diese mit Vergrößerung, Organverlagerung und herabdrängenden Empfindungen einhergehen.

**Dosierung**

Burnett gab 10 Tropfen der Urtinktur in Wasser zur Schlafenszeit und konnte auch feststellen, dass sich neurasthenische Zustände, die vermutlich durch ein Gebärmutterleiden hervorgerufen waren zurückbildeten.

# Fucus vesiculosus

## Pharmazeutisch

Blasentang, Braunalge. Fucus quercus marina. Familie: Algae, Phaeophyceae. Vorkommen: an den felsigen Küsten des Atlantischen und Stillen Ozeans.

Verwendung: Tinktur und Trituration der getrockneten Pflanze. Die frischen, im Mai oder Juni gesammelten Algen, werden zu einem Brei zerstampft und in zwei Gewichtsanteilen Alkohol mazeriert. Trituration und Tinktur.

## Klinisch

- Fettleibigkeit
- Nicht-toxische Struma
- Morbus Basedow
- Förderung der Verdauung
- Verminderung von Flatulenzen
- Hartnäckige Verstopfung
- Schilddrüsenvergrößerung bei fettleibigen Patienten.

Die Alge ist reich an Jod und wird deshalb gerne bei der nicht toxischen Struma und bei Schilddrüsenknoten verwendet.

**Dosierung**

5 - 10 Tropfen der Urtinktur, dreimal täglich vor bzw. zwischen den Mahlzeiten. Jede Dosis sollte in wenig Wasser verdünnt eingenommen werden.

# Ginkgo biloba

**Pharmazeutisch**

Fächerblattbaum, Galisburin adiantifolia. Familie: Taxaceae aus der Gruppe der Koniferen. Tinktur aus den frischen, im Frühling gesammelten Blättern.

**Klinisch**

- Gedächtnisschwäche
- Gehirnerkrankungen
- Geistesabwesenheit
- Senilität
- Konzentrationsstörung
- Morbus Alzheimer
- Aufmerksamkeitsdefizit
- Hilfreich im Frühstadium einer Grippe
- Ohrensausen
- Schwindel
- Arterielle und periphere Durchblutungsstörungen infolge von degenerativen Gefässerkrankungen
- Kopfschmerzen

Ginkgo biloba ist ein bekanntes Gehirntonikum, das die zentrale Durchblutung verbessert und positiv auf eine zerebrovaskuläre Insuffizienz wirkt. Man verabreicht es zur Behandlung und

Vorbeugung von Gedächtnisstörungen, Senilität, Benommenheit und Störungen des Herz-Kreislaufsystems.

**Dosierung**

3 x täglich 5-10 Tropfen der Urtinktur.

# Ginseng radix

Panax ginseng, Ginsengwurzel, Götterpflanze, Menschenwurzel. Familie: Araliaceae. Vorkommen: Ostasien, China, Korea. Tinktur der 6-8jährigen Wurzel.

**Klinisch**

- Geschwächtes Immunsystem
- Bluthochdruck
- Chronische Müdigkeit
- Verminderte Leistungsfähigkeit und Abgeschlagenheit
- Arteriosklerose
- Konzentrationsstörungen

Schon im alten China wurde die echte Ginsengwurzel aus den Urwäldern fast mit Gold aufgewogen. Echte, wildgewachsene und alte Ginsengwurzeln sind in Europa kaum zu bezahlen.

Die heute im Handel befindlichen Wurzeln stammen meist nur aus großen Kulturen. Die Wirkung der kultivierten Form ist wesentlich schwächer als die der echten, wildwachsenden. Der wilde Ginseng aus Sibirien soll am besten sein.

**Dosierung**

Ginseng gilt in Deutschland als Arzneimittel und wird in Apotheken und Drogerien, sowie Reformhäusern und Bioläden angeboten. Man sollte auf eine gute Qualität achten.

Häufig wird die Tinktur in D1 von Weleda angewendet oder auch in Form des Fertigproduktes Tai Ginseng®.

# Glycyrriza glabra

**Pharmazeutisch**

Süßholz, Lakritze, Liquiritia officinalis, Europa und Asien. Familie: Leguminosae, Papilionoideae, Tinktur der Wurzel. Tee.

**Klinisch**

- Erkältungen
- Husten (es wirkt husten- und schleimlösend)
- Grippe
- Stomatitis aphtosa
- Antivirale Wirkung
- Antibakteriell
- Antispasmodisch
- Östrogenartige Wirkung

In China bezeichnet man das Süßholz gan cao, in Indien mulathi und in Japan kanzou, wo es ein prominentes Kraut in der traditionellen Japanischen Kampo-Heilkunde ist. Die indigenen Völker Amerikas setzten das Kraut regelmäßig als medizinisches Heilmittel ein. Wenn das Mittel antiviral eingesetzt wird, sollte man von deglycyrrhiziniertem Süßholz absehen. Der diesbezügliche Gehalt variiert stark und ist auch abhängig von der Spezies. In China ist eine vierprozentige Konzentration gesetzlich vorgeschrieben. Deshalb wird empfohlen, von dort das Süßholz zu importieren. Es gibt aber weitere Markenprodukte bei uns, die standardisierte Süßholzwurzel (z.B. „Goldene Milch") enthalten. Eine Langzeitanwendung kann jedoch zahlreiche Nebenwirkungen hervorrufen, besonders wenn es in hohen Dosen verabreicht wird. Deshalb wird empfohlen, Süßholz nur in Kombination mit anderen Kräutern, die sogenannten Supplemente, hinzuzunehmen. Durch die starke östrogenartige Wirkung kann es zum Brustwachstum bei Männern kommen. Von hohen Dosierungen wird auch in der Schwangerschaft abgeraten, niedrige Dosierungen sind jedoch sicher.

**Kontraindikation**

Bluthochdruck, Hypokaliämie, Schwangerschaft, Hypernatriämie und niedrige Testosteronspiegel.

In niedriger Dosierung und kombiniert mit anderen Kräutern ist eine Einnahme bis zu 10 Tagen jedoch sicher.

**Arzneimittelinteraktionen**

Süßholz sollte nicht gemeinsam mit östrogenhaltigen oder blutdrucksteigernden Medikamenten eingenommen werden, auch nicht zusammen mit Herzglykosiden, Kortikosteroiden, Hydrokortison oder Diuretika (Thiazide, Spironolacton, Amilorid).

# Hamamelis virginiana

**Pharmazeutisch**

Zaubernuss, Hamamelis macrophylla, Hamamelis dioica. Familie: Hamamelidaceae. Ein Strauch, der in allen Teilen der USA in feuchten Wäldern oder entlang von Flüssen wächst. Tinktur der frischen Rinde, der Zweige und der Wurzel.

**Klinisch**

- Hämorrhagien, die große Erschöpfungen verursachen
- Hämorrhoiden
- Phlebitis
- Variköse Geschwüre
- Wundheitsschmerzen
- Traumata: Prellungen

Lokal angewendet steht Hamamelis in der Materia Medica auf einer Stufe mit Arnica montana und Calendula officinalis.

Die grundlegende Wirkung dieser Pflanze bezieht sich auf die Venen, insbesondere von Rektum, Genitalien, Extremitäten und Hals. Sie ist angezeigt bei venöser Stauung, Varizen (Krampfadern), Hämorrhoiden und Hämorrhagien. Die Blutungen von Hamamelis sind kapillär, dunkel, flüssig und verursachen eine große Schwäche.

**Dosierung**

Lokal für Umschläge (1:3 mit Wasser verdünnt) bei Wunden, Varizen oder Verbrennungen. Als Mundspülung (verdünnt 1:3) mit Wasser bei schwammigem und blutendem Zahnfleisch. Als Tee auch bei Zahnfleischentzündungen und Entzündungen der Mundschleimhaut (Spülung). Hamamelis ist auch wegen seiner blutstillenden Wirkung häufiger Bestandteil von Rasierwässern.

Während Schwangerschaft und Stillzeit sollte eine innerliche Anwendung nur nach ärztlicher Anweisung erfolgen.

# Helonias dioica

**Pharmazeutisch**

Einhornwurzel, Helonias lutea, falsche Einhornwurzel, Triturationen des Harzes Helonin. Tinktur und Verreibung.

**Klinisch**

- Beschwerden des Uterus, wie Schwäche und Atonie
- Atonie des Uterus
- Bewusste Wahrnehmung der Gebärmutter
- Prolaps des Uterus
- Mattigkeit und Erschöpfung
- Menses zu häufig und zu reichlich
- Schmerz und Gefühl, wie von einem Gewicht im Rücken

**Dosierung**

Täglich 1-10 Tropfen der Urtinktur. In homöopathischen Potenzen nach individueller Verordnung durch einen ausgebildeten Therapeuten.

# Hydrastis canadensis

**Pharmazeutisch**

Kanadische Gelbwurz, Goldenseal-Wurzel, kanadische Blutwurz, Orangenwurzel, kanadisches Wasserkraut. Familie: Ranunculaceae. Tinktur der frischen Wurzel.

**Klinisch**

- Abmagerung
- Entzündeter Mund bei stillenden Frauen
- Geschwüre, Hauterkrankungen (z.b. als Creme)
- Kachexie im Zusammenhang mit schweren chronischen Krankheiten
- Kolonkarzinom
- Krebs und präkanzeröse Zustände
- Leberkrebs
- Leukorrhoe
- Magenbeschwerden
- Verdauungsprobleme
- Mangelernährung
- Nasennebenhöhlenerkrankung
- Erkrankung der Atemwege
- Mundschleimhauterkrankung (Mundwasser zum Gurgeln)

Die Goldenseal-Wurzel ist ein beliebtes Kraut aus Nordamerika, das als starkes pflanzliches Antibiotikum und Verstärker des Immunsystems wirkt.

Die Gelbwurz ist eine gute Quelle für die Vitamine A, C, E und B-Komplex und Mineralen wie Kalzium, Eisen und Mangan. Sie enthält starke antibakterielle, antimikrobielle, antimykotische und entzündungshemmende Eigenschaften, sowie Alkaloide, die bekanntlich wirksam sind bei der Behandlung von Durchfall und Magenproblemen, sofern sie durch Grippe oder einer Lebensmittelvergiftung verursacht wurden.

Von Grimmer stammt die Erwähnung, dass sich Hydrastis als höchst wirkungsvoll bei Leberkrebs erwiesen habe. Sogar bei fortgeschrittenen Fällen war es von großem Nutzen bei der Schmerzlinderung und erlaubte es dem Patienten, bis zum Ende bei Bewusstsein zu bleiben, ohne dass Narkotika oder Analgetika nötig waren.

**Anwendung**

Als Tinktur, Tee, Mundwasser, in Cremes. Es sollte nur für 1-2 Wochen auf einmal angewendet werden, um seine Wirksamkeit im Körper zu erhalten.

# Iberis amara

**Pharmazeutisch**

Bitterer Bauernsenf, bittere Schleifenblume, Grützblume, Lepidium iberis. Familie: Cruciferae, Tinktur der Samen.

**Klinisch**

- Folgen von Influenza auf das Herz, wie Herzklopfen, Herzschwäche, Herzvergrößerung, rheumatische Myokarditis, Herzhusten
- Herzklopfen und Atemnot bei der geringsten Anstrengung

Die Gattung wurde bereits von Dioskorides nach Iberien in Spanien benannt, dem vermutlichen Ursprungsland. Die Arzneimittelprüfung von Hale ergab eine vorübergehende schwächende Erstwirkung und als Zweitwirkung eine anhaltende Erregung.

**Dosierung**

2-3x täglich einzelne Tropfen der Urtinktur, wahlweise niedrige D-Potenzen.

# Inula helenium

## Pharmazeutisch

Echter Alant, Helenenkraut. Familie: Compositae, Tinktur der frischen, im Herbst des zweiten Jahres ausgegrabenen Wurzel.

## Klinisch

• Heftiges Kitzeln im Kehlkopf verursacht trockenen Husten.

Alant wird bereits in den altägyptischen Papyri erwähnt. Er zählt zu den seit der Antike bekannten Heilpflanzen. Bereits von Dioskurides und Plinius wird „Helenion" gegen Husten, Krämpfe und Magenschwäche empfohlen. Das Treasury of Botany erwähnt, dass das Helenenkraut früher häufig als aromatisches Tonikum und als Stimulans für sämtliche sekretorischen Organe verwendet wurde. Dergleichen bei Husten, Dyspepsie.

Die Wurzel enthält eine stärkeartige Substanz, das Inulin, das inzwischen als präbiotische Substanz bekannt ist. Jedoch lagern viele Pflanzen, besonders Korbblütler und Doldenblütler Inulin als Reservestoff ein. Die bekanntesten sind Yacon, Topinambur, Chicorée, Artischocke, Löwenzahn, Schwarzwurzeln und Pastinake. Inulin wurde 1807 von Valentin Rose, dem Jüngeren, in der Alantenwurzel entdeckt.

# Lapsana communis

**Pharmazeutisch**

Rainkohl. Familie: Compositae, Gattung Cicoraceae. Tinktur und Aufguss der gesamten frischen Pflanze.

**Klinisch**

* Wunde Brustwarzen
* Hämorrhoiden

Der Rainfarn ist eine alte Nahrungs- und Heilpflanze. Man bezeichnet ihn auch als Brustwarzenkraut. Für Cooper stellte die Pflanze eine bewährte Indikation bei akuter Hämorrhoiden-Krise dar. Er veröffentlichte Dokumente zum Beweis für seine Wirksamkeit bei Hämorrhoiden.

**Dosierung**

Cooper verwendete einzelne Gaben der Urtinktur bei hämorrhoidaler Krise. Bei wunden Brustwarzen wird lokal der Aufguss in Form von Umschlägen verwendet.

# Lavandula vera

## Pharmazeutisch

Lavendel; Lavandula angustifolia. Familie: Lamiaceae: Tinktur der Blüten.

## Klinisch

- Schlaflosigkeit/Einschlafstörungen
- Kopfschmerzen
- Gedächtnisschwäche
- Unruhezustände
- Nervenstärkend
- Nervosität, verbunden mit Magenschwäche
- Funktionelle Oberbauchbeschwerden (Reizmagen, Römheld-Syndrom, Aufstoßen, Meteorismus)
- Unterstützung bei Suchtbehandlung

Der Echte Lavendel kann als Entdeckung der Klostermedizin bezeichnet werden. Hildegard von Bingen betont seinen starken betörenden Duft und empfiehlt ihn Mitte des 12. Jahrhunderts zur äußerlichen Anwendung sowie gegen Ungeziefer.

Auch die alten Römer waren sich der lindernden und heilenden Wirkung des Lavendels bewusst und verwendeten Lavendelöl zur Massage.

Als Heilpflanze des Jahres 2020 findet sie eine bewährte Anwendung bei psycho-vegetativ labilen Zuständen, bei denen Nervosität und Magenschwäche dominieren. Dies konnte durch mehrere Studien belegt werden.[7] Auch verbesserten sich Unruhe und Angststörungen.

**Dosierung**

1-3x täglich 5 Tropfen.

**Weitere Anwendungen**

Lavendelöl kommt auch in der Aromatherapie zum Einsatz, lokal auf der Haut, in Duftlampen und Verneblern, oder wenige Tropfen auf das Kopfkissen.

---

[7] Uehleke et al 2012, Kasper et al. 2017, Donelli et al 2019.

# Lomatium dissectum

**Pharmazeutisch**

Indian carrot, Biscuit root, Wüstenpetersilie, Nordamerika. Familie: Apiaceae (Doldenblütler), Tinktur der frischen Pflanze.

**Klinisch**

- Influenza
- Virusinfektionen[8:] Grippe, Sars/Corona; Hepatitis, Mumps, HIV, Gürtelrose, Masern, Windpocken, Mononucleose/Epstein-Barr.
- Bakterielle Infektionen (pflanzliches Antibiotikum)
- Antimykotische Wirkung
- Lungenerkrankungen/Pneumonie/COPD
- Chronischer Husten, Bronchitis, Asthma (spasmolytisch und schleimlösend)
- Brustschmerzen, die mit der Grippe einhergehen
- Herpes
- HIV
- Immunschwäche
- Präventionsmittel, das während der Kälte- und Grippesaison verwendet werden kann
- Wirkt abschwellend und analgetisch bei entzündeten Gelenken
- Entzündungen der Harnwege

---

[8] Buhner, Murphy

Die Wurzel von Lomatium dissectum ist eine natürliche Arznei, die von den Indianern Amerikas am Nordwestpazifik und im nördlichen Nevada, wo sie wächst, traditionell sehr häufig angewendet wurde. Sie wurde hauptsächlich für Infektionen der oberen Atemwege, Erkältungen und Grippe verwendet, obwohl auch zahlreiche andere Anwendungen aufgezeichnet wurden. Man stellte fest, dass Lomatium das Blut alkalischer macht, d.h. es kann helfen, den Körper zu entgiften. Während der Grippepandemie von 1917 wurde die Lomatiumwurzel von den Indianern erfolgreich eingesetzt, um sie gesund zu halten und Krankheiten abzuwehren. Lomatium kann online oder in ihrem Reformhaus in Tinktur-, Extrakt-, Kapsel-, Tee- und Salbenform gefunden werden.

Lomatium wirkt antimikrobiell, besonders in der Lunge und im oberen Respirationstrakt. Die Tinktur wird traditionell bei der Behandlung sämtlicher Fälle von Erkältungen und Grippe eingesetzt.

Sie ist indiziert in allen Fällen von viraler oder bakterieller Infektion, besonders, wenn eine große Menge von dickem oder klebrigem Schleim vorhanden ist und wenn die Infektion tief sitzt und hartnäckig ist.

Ein Spezifikum für Pneumonie, infektiöse Bronchitis und Tuberkulose. Forschungen haben eine größere Aktivität gegen grampositive Bakterien ergeben.

**Dosierung**

10 bis 30 Tropfen bis zu fünf Mal täglich. Im Akutfall 10-30 Tropfen pro Stunde. Bei Influenza-Infektionen ist zusätzlich auch eine Dampfinhalation mit Lomatium gut möglich. Hierzu wird die zerkleinerte Frischwurzel oder der Samen in ein hitzebeständiges Gefäß gegeben und mit kochendem Wasser übergossen. Den Kopf mit einem Handtuch bedecken und die Dämpfe einatmen.

**Nebenwirkungen**

Es kann zu ausgeprägtem Hautausschlag (1% der Fälle) kommen. In der Schwangerschaft sollte Lomatium nicht eingenommen werden. Um eine Hautreaktion (der Hautausschlag hält ca. 1 Woche an) zu vermeiden, sollte Lomatium immer mit anderen Kräutern kombiniert werden.

# Melissa officinalis

## Pharmazeutisch

Zitronenmelisse, Bienenkraut, Frauenkraut. Familie: Labiatae, Nordafrika, Europa, Tinktur der frischen Blätter kurz vor der Blüte gepflückt.

## Klinisch

- Depression
- Erkältungen
- Herpes
- Influenza
- Kopfschmerzen
- Nervenleiden, Neuralgien
- Schlaflosigkeit
- Verdauungsstörung

Bereits Avicenna empfahl Melissa als ein Herztonikum, um das Herz froh zu machen und den Geist zu heben. Das flüchtige Öl hat in kleinen Mengen eine sedative, die Nerven beruhigende Wirkung.

## Dosierung

10-15 Tropfen der Urtinktur, zweimal täglich oder nur vor dem Schlafengehen. Die nichtalkoholische Tinktur (siehe Bezugsquelle) muss höher dosiert werden.

**Weitere Anwendungen**

Melissenöl wird in der Aromatherapie bei Angst, Nervosität, Depression, Schlaflosigkeit und Spannungskopfschmerzen angewendet. Lokal aufgetragen, hilft Melissenöl hilft bei allen Arten von Allergien, Fieberbläschen und Herpes.

Melissentee aus frischen oder getrockneten Blättern wird in der Phytotherapie bei der Behandlung von Erkältungen und Grippe eingesetzt, indem Schweiß erzeugt wurde. Ferner eignet sich der Aufguss der Zitronenmelisse als gute Einschlafhilfe oder nach den Mahlzeiten genossen als Verdauungshilfe.

**Vitalisierung von Trinkwasser**

Frische Blätter der Zitronenmelisse eignen beispielsweise zusammen mit Blättern der Minze zur Vitalisierung des Trinkwassers. Auch gelten sie als gesunder Bestandteil von grünen Smoothies.

# Millefolium achillea

Schafgarbe, Achillea millefolium. Familie: Compositae, Asteraceae.
Tinktur der ganzen frischen Pflanze.

**Klinisch**

- Hämorrhagien (Blutungen)
- Hämoptyse (Bluthusten)
- Hämaturie (Blut im Urin)
- Nasenbluten
- Traumata: Prellungen, Quetschungen, blutende Wunden, Zahnung
- Krampfadern in der Schwangerschaft
- Langdauernde und sehr krampfartig schmerzende Menstruationsblutung
- Krampfaderleiden
- Hämorrhoiden

Die Schafgarbe hat mehrere, recht unterschiedliche Indikationen. Sie erhielt ihren Namen Achillea von Linné, da in der Iliade erwähnt wird, dass die Pflanze von Achilles auf Anweisung von Chiron verwendet worden sei, um die Wunden seiner Soldaten zu heilen.

Millefolium erhielt seinen volkstümlichen Namen Nosebleed (Nasenbluten), weil Nasenbluten eintritt, wenn die Blätter in die

Nasenlöcher gesteckt werden. Das Blut hat eine hellrote Farbe und ist dünnflüssig.

**Dosierung**

Urtinktur 1-3x täglich 5 Tropfen. Lokal: 10 Tropfen mit Wasser verdünnt.

# Myrica cerifera

## Pharmazeutisch

Wachsmyrthe, Nordamerikanischer Wachsbaum, Kerzen-
beerstrauch. Familie: Myricaceae. Tinktur der frischen Wurzelrinde.

## Klinisch

- Leberbeschwerden
- Ikterus
- Leberkrebs
- Hepatitis
- Schlaflosigkeit
- Leberkopfschmerz
- Neugeborenenikterus
- Leberjuckreiz
- Urtikaria mit Leberbeschwerden

Burnett verwendete das Myrica in materiellen Dosen mit
hervorragender Wirkung bei Ikterus, meist in tiefen D-Potenzen.

# Ornithogalum umbellatum

**Pharmazeutisch**

Doldenilchstern, Stern von Bethlehem. Familie: Liliaceae, Hyacinthaceae. Eine Pflanze, von der es viele Arten gibt. Sie ist eng verwandt mit dem Knoblauch (Allium sativum). Tinktur der frischen Pflanze.

**Klinisch**

* Erbrechen

* Flatulenz

* Krebs

* Magengeschwür

* Magenkrebs

* Chronische Verhärtung des Magens und der anderen Bauchorgane

In seinem Buch *Cancer and Cancer Symptoms* veröffentlichte Dr. Cooper mehrere Fälle von Krebs, bei denen Ornithogalum geholfen hat. Cooper bestand besonders darauf, dass seine Vorgehensweise befolgt wird: einer Gabe eines einzelnen Tropfens soll ermöglicht werden, so lange zu wirken, bis sämtliche Spuren der Wirkung verschwunden sind. *„Ornithogalum geht bei denjenigen, die auf das Mittel empfindlich reagieren, unmittelbar auf den Pylorus, ruft dort schmerzhafte krampfartige Kontraktion hervor und führt zu flatulenter Auftreibung des Duodenums; die Schmerzen nehmen* *ausnahmslos zu, wenn die aufgenommene Nahrung versucht, durch die Pylorusöffnung des Magens zu gelangen".*

**Dosierung**

Cooper nahm die ganze frische Pflanze, presste sie aus, gab den Saft in 40%igen Alkohol, dieser bleibt mehrere Tage in der Sonne stehen = Urtinktur. Davon gab er 1 Tropfen und ließ ihn ca. 4 Wochen wirken.

# Passiflora incarnata

## Pharmazeutisch

Passionsblume. Familie: Passifloraceae, verwandt mit den Violaceae, Tinktur der frischen oder getrockneten, im Mai geernteten Blätter, flüssiger, alkoholischer, mit Wasser verdünnter Extrakt; pulverisierter, verdickter Saft.

## Klinisch

- Psychische Unruhezustände
- Schlafstörungen bei Kindern oder älteren Menschen
- Bei sorgenvollen Menschen, oder wenn die Ruhelosigkeit verbunden ist mit Schmerzen in der Herzgegend
- Spannungskopfschmerzen
- Alkoholismus
- Delirium tremens
- Morphinsucht
- Neuralgie/Ischialgie

Die Passionsblume ist eine Kletterpflanze. Sie trägt einzelne, große und sehr hübsche Blüten, weiß, mit einem purpurnen Zentrum. Die genießbare Frucht ist eine große Beere.

Die Tinktur hat eine beruhigende Wirkung auf das Nervensystem, daher ist sie ein wirksames nervenstärkendes und antispasmodisches Mittel bei Erregung mit Spasmen, Hysterie,

Konvulsionen bei Kindern während der Zahnung. Zum Beenden von Morphiumsucht (Vergleiche: Avena sativa).

**Dosierung**

2-4x täglich 3-5 Tropfen der Urtinktur oder vor dem Schlafengehen 5-10 Tropfen.

# Propolis

Das rote oder braune Kittharz der Bienen ist als Propolis-Urtinktur in der Erfahrungsheilkunde bekannt dafür, dass es bei Tier und Mensch entwurmend wirkt. Ferner wirkt es gut auf Haut- und Schleimhautläsionen.

**Klinisch**

- Entwurmungsmittel
- Herpes labialis
- Stärkt das Immunsystem, wirkt antibiotisch und antimykotisch
- Verbrennungen der Haut
- Wenige Tropfen als Zusatz zu Mundspülungen oder Ölziehen

**Dosierung**

1 ml der Urtinktur pro 10kg Körpergewicht pro Tag, an drei aufeinander folgenden Tagen. Nach 4 Wochen wiederholen.

Alte Bienenzüchter empfahlen, ein Stück Propolis im Mund zu halten, als Mittel bei Halsentzündung.

**Kontraindikation**

Vorsicht bei Personen, die überempfindlich oder allergisch auf Bienen- und Bienenprodukte reagieren.

# Quercus glandium spiritus

## Pharmazeutisch

Eicheln der Stieleiche. Familie: Fagaceae, Europa, Kaukasus, Tinktur aus den Eicheln.

## Klinisch

- Alkoholismus – Antidot für die Wirkungen von Alkohol
- Leberleiden
- Milzerkrankung (Milzwassersucht)
- Schwindel
- Wassersucht
- Taubheit mit Geräuschen im Kopf
- Gicht
- Chronische Fälle von Malaria mit Flatulenz

Die Tinktur der Eicheln der Stieleiche war eine von Rademachers bevorzugten Milzmittel. Sie wurde von Burnett, der eine Übersetzung von Rademachers Artikel über das Arzneimittel veröffentlichte, in die homöopathische Praxis eingeführt.

Die Tinktur nimmt die Begierde nach Alkohol. Man verwendet hierzu jedoch am besten die D3 der Trituration (Verreibung). Eine ausführliche Beschreibung dieser Arznei finden Sie in der Arzneimittellehre von Clarke oder im Buch von J. Compton Burnett: *„Die Gicht und ihre Heilung".*

**Vergleiche ähnliche Pflanzen:**

**Angelica atropurpurea** - Engelwurzart: von der Tinktur, 5 Tropfen dreimal täglich, erzeugen einen Ekel vor alkoholischen Getränken; auch bei Atonie verschiedener Organe, Dyspepsie, nervösem Kopfschmerz etc.; bei chronischer Bronchitis, um den Auswurf zu verstärken.

**Helianthus annuum** - Vergrößerte und schmerzhafte Milz. Dosierung: Zehn Tropfen des Destillats auf einen Teelöffel Flüssigkeit, drei- bis viermal täglich. Bei der Anwendung dieses Mittels tritt oft für einige Zeit ein vorübergehender Durchfall auf; eine Heilwirkung.

# Rhodiola rosea

## Pharmazeutisch

Goldene Wurzel. Familie: Crassulaceae (Dickblattgewächse).
Vorkommen: Sibirien, Russland, Baltikum, Skandinavien.

## Klinisch

- Reduziert Stresssymptome
- Verbessert geistige Gesundheit und Konzentration
- Verbessert körperliche Leistungsfähigkeit in Arbeit, Sport und Studium
- Hilft bei depressiven Verstimmungen und Angstzuständen, indem es die Serotonin- und Dopamin-Bildung anregt
- Verhilft zu einem gesunden und erholsamen Schlaf
- Stabilisiert den Blutzucker und wirkt sich positiv bei stressbedingter Anorexie aus.
- Immunschwäche
- Gedächtnisverlust
- Chronisches Müdigkeitssyndrom

Die Rosenwurz ist ein einzigartiges pflanzliches Heilmittel. Sie wächst in großer Höhe auf sandigem Untergrund in den arktischen Regionen Europas und Asiens. In Russland und der alten Sowjetunion ist das einheimische Kraut dafür bekannt, dass es die körpereigene Energie verstärken kann und hilfreich bei der Behandlung von geistiger Müdigkeit ist.

**Anwendung und Dosierung**

Urtinktur/auch alkoholfrei) und pflanzliche Zubereitungen, nach Empfehlung der Hersteller.

# Sabal serrulata

**Pharmazeutisch**

Sägepalme, Serenoa serrulata. Familie: Palmaceae. Vorkommen: South Carolina bis Florida. Um ihre Wirkung entfalten zu können, muss die Tinktur aus frischen Beeren hergestellt werden.

**Klinisch**

- Vergrößerte Prostata, Prostatitis
- Sexuelle Schwäche
- Epididymitis
- Harnwegsbeschwerden
- Zystitis durch Prostatavergrößerung
- Harninkontinenz/Bettnässen
- Uterustumor mit Schweregefühl über der Gebärmutter

Sabal ist ein Organmittel von großer Macht, vorwiegend für Prostata und Gebärmutter. In niedrigen D-Potenzen fungiert Sabal serrulata als homöopathischer Katheter bei Harnverhaltung aufgrund von vergrößerter Prostata.

**Dosierung**

5-10 Tropfen der Urtinktur zwei- bis dreimal täglich.

# Rubia tinctorum

**Pharmazeutisch**

Färberröte, Krapp. Familie: Rubiaceae. Tinktur der Wurzel.

**Klinisch**

- Anämie, besonders milzbedingt
- Unterernährte Zustände
- Harngrieß und Nierensteine
- Gicht
- Kachexie

Burnett bezeichnete Rubia tinctorum als ein hervorragendes Mittel für Anämie und unterernährte Zustände, besonders bei milzbedingter Anämie.

**Dosierung**

15-20 Tropfen der D1-Tinktur mehrmals täglich.

# Salvia officinalis

**Pharmazeutisch**

Echter Salbei, Familie Lamiaceae. Tinktur der frischen Blätter und Blütenspitzen.

**Klinisch**

- Als Gurgelmittel bei Halsentzündung
- Als Mundspülung bei Zahnfleischbeschwerden
- Hitzewallungen während der Wechseljahre
- Psychosomatisch bedingte, übermäßige Schweißbildung
- Entzündung der Darmschleimhaut
- Verdauungsstörungen, Blähungen, Durchfall
- Kitzelhusten bei Tuberkulosepatienten

Der echte Salbei wirkt antibakteriell, virustatisch, antiphlogistisch, adstringierend, sekretionsfördernd und schweißhemmend. Er wirkt regulierend bei Personen, die an Beschwerden der Atmungsorgane leiden, insbesondere bei Tuberkulose mit ihren erschöpfenden Schweißen. Salbei hemmt außerdem den Milchfluss. Während einer **Schwangerschaft** sollte auf die Anwendung von Salbei verzichtet werden (Kontraindikation).

# Sambucus nigra

## Pharmazeutisch

Schwarzer Holunder. Familie: Caprifliaceae, Tinktur der frischen Blätter und Blüten.

## Klinisch

- Stockschnupfen
- Chronische Sinusitis (Nasennebenhöhlenentzündung)
- Säuglinge mit chronischer Schniefnase (niedrige Potenzen)
- Raucherhusten
- Fieberhafte grippale Infekte ohne Schweiß
- Immunstärkend bei grippalen Infekten
- Wirkt schweißtreibend

Der Holunder besitzt eine Beziehung zu den Atemwegen und Nebenhöhlen. Man setzt ihn ein bei stockenden Prozessen, die nicht ausheilen wollen oder drohen, chronisch zu werden. Bei Entzündung und hartnäckiger Verschleimung im Bereich der Atemwege.

## Dosierung

1-3x täglich 5 Tropfen.

# Scutellaria baicalensis

## Pharmazeutisch

Baikal-Helmkraut, Chinese skullcap, Scutellaria macrantha. Familie: Lamiaceae (Lippenblütler). Vorkommen: Ostasien, China, Mongolei, Japan, Korea, Sibirien, Russland. Tinktur der Wurzeln von mindestens dreijährigen Pflanzen.

Das Baical-Helmkraut ist eine bewährte Pflanze aus der Traditionellen Chinesischen Medizin. Nicht zu verwechseln mit Scutellaria lateriflora, dem seitenblütigen Helmkraut (American skullcap). Bei diesem werden die Blätter verwendet. Vergleiche zeigen stichhaltige Unterschiede zwischen Blatt und Wurzeln auf. Die Chinesen verwenden Scutellaria barbata, ein anderes Helmkraut. Dieses wirkt wesentlich schwächer als Scutellaria baicalensis. Es gibt jedoch schätzungsweise 200 – 350 Arten der Gattung Scutellaria.

## Klinisch

- Antiviral[9], besonders bei pandemischer Influenza und Enzephalitis
- Atemwegsinfektionen
- Pneumonie
- Infektion des ZNS (virale und bakterielle Meningitis, Enzephalitis)

---

[9] Buhner

- Mykoplasmeninfektionen

- Lyme-Borreliose

- Hepatitis

- Nierenentzündungen

- Harnwegsinfekte

- Wechselfieber

- Verdauungsstörungen (Durchfall, Ruhr)

- Nervöse Gereiztheit, nervöse Erregungszustände

- Krämpfe und Schlafstörungen (Wurzel enthält reichlich Melatonin)

- Bluthochdruck

- Karbunkel und Furunkel

Laut Buhner wurden bislang mehr als 295 verschiedene Komponenten (Inhaltsstoffe) nachgewiesen. Die wichtigsten sind Baicalein, Wogonin, Oroxylin A, Wogonosid, und Oroxylin-A7-O-Glucuronid. Sie alle wirken stark antientzündlich, antiviral und krebshemmend. Ferner weitere hoch bioaktive Substanzen, die untereinander synergistisch wirken, wie Scutellarin, Naringenin, Apigenin, Luteolin, Melatonin und Serotonin.

**Nebenwirkungen**

Unerwünschte Nebenwirkungen treten laut Buhner bei der Einnahme der Tinktur des Helmkrauts wohl sehr selten auf. Wenn doch, dann sind es Durchfälle und Magendruck. Während der Schwangerschaft sollte das Baikal-Helmkraut nicht angewendet werden. Es kann die Bioverfügbarkeit von Arzneimitteln erhöhen, deshalb ist bei gleichzeitiger Einnahme von Medikamenten Vorsicht geboten. Ferner kann es Wechselwirkungen mit blutdrucksenkenden Mitteln hervorrufen. Patienten mit Typ-1-Diabetes wird von der Einnahme des Krauts abgeraten, da der Insulin- sowie der Zuckerspiegel im Blut beeinflusst werden kann.

**Dosierung**

1 TL des Wurzelpulvers drei bis sechs Mal täglich. Als schlafförderndes Mittel: ½ TL vor dem Zubettgehen; in übrigen Fällen ¼ - ½ TL dreimal täglich. Im Akutfall die doppelte Dosis. Im Falle einer Erkrankung des Zentralen Nervensystems empfiehlt sich die Tinktur.

# Scutellaria laterifolia

**Pharmazeutisch**

Sumpfhelmkraut, Helmkraut, eine beliebte Arznei von Burnett; Familie: Labiatae, Tinktur der frischen Pflanze.

**Klinisch**

- Sedativum der Nerven
- Nervöse Schwäche nach Influenza (Burnetts Hauptmittel)
- Nervöse Furcht und Erregung (Neurasthenie)
- Folgen von übermäßigem Studieren
- Chorea
- Muskelzucken
- Ruhelosigkeit
- Chronische Ermüdung
- Reizbarkeit des Herzens, Tabakherz
- Furcht bei Delirium tremens
- Nervöse Migräne (über dem rechten Auge)

Ähnlich wie bei uns Baldrian, wird diese Arznei in Nordamerika als Hausmittel bei Schlaflosigkeit angewandt. Besonders nach durchgemachter Influenza zeigt das Helmkraut seine Wirkung, insbesondere bei nervöser Schwäche nach Grippe bis hin zum Nervenzusammenbruch mit Weinen, Schreien usw..

Meist ist keine organische Ursache für die Symptomatik zu finden. Auch empfehlenswert bei Depressionen nach Grippe mit ständigen Ängsten, dass z.B. ein Unglück passiert, dadurch resultiert Schlaflosigkeit.

Die Betroffenen sind ausgelaugt durch die Krankheit, sie können schlecht denken und schlafen. Die täglichen Anforderungen sind einfach zu groß. Sie haben oft Kopfschmerzen während der täglichen Arbeit. Auch bei Schlafstörungen und als Folge davon biliöse Kopfschmerzen.

**Dosierung**

5 Tropfen der Urtinktur 3x täglich in Wasser.

# Solidago virgaurea

## Pharmazeutisch

Goldrute, Wundkraut. Familie: Compositae, Stamm der Corymbiferae. Tinktur der ganzen frischen Pflanze. Tinktur der Blüten. Die frischen Blüten werden in der doppelten Gewichtsmenge Alkohol mazeriert. Infusion der trockenen Blätter und Blüten.

## Klinisch

- Mühevolle Harnentleerung
- Harnverhaltung
- Chronische sowie akute Nephritis
- Niereninsuffizienz
- Erkrankungen, die aufgrund von mangelhafter Nierenfunktion entstehen oder die damit verkompliziert sind.
- Nierensteine
- Druckempfindliche Nieren
- Ödem
- Uterusmyom, das auf die Harnblase drückt und Reizblase bewirkt
- Durchspülungstherapie bei entzündlichen Erkrankungen der ableitenden Harnwege (auf reichliche Flüssigkeitszufuhr achten)
- „Klarer, stinkender Urin" ist eine Anzeige von Cooper.

Die gewöhnliche Goldrute ist die einzige britische Spezies von Solidago. Sie kommt gewöhnlich in Wäldern und im Gestrüpp vor.

141

Laut Rademacher ist diese Pflanze „eine sehr alte und gute Nierenarznei". Es ist ein Spezifikum für die Nieren und bringt den Patienten wieder in den normalen Zustand zurück.

Als pflanzlicher oder homöopathischer (Niedrigpotenz) Katheter-Ersatz.

**Dosierung**

1-3x täglich 5 Tropfen in einem halben Glas Wasser langsam trinken.

# Stellaria media

## Pharmazeutisch

Vogelmiere. Familie: Caryophyllaceae. Tinktur der ganzen, frischen Pflanze in der Blüte.

## Klinisch

- Knochenhautentzündung
- Psoriasis
- Rheuma

Bei der erstmaligen Erwähnung von Stellaria durch F.H. Brett wurde die Erfahrung beim Fall seiner Frau wiedererzählt, bei der die Tinktur äußerlich bei vergrößerten, entzündeten und gichtigen Fingergelenken angewendet wurde und bei seinem Fall bei schmerzhaften Großzehen.[10]

Cooper linderte mit einer Einzelgabe der Urtinktur den Zustand einer 55 jährigen Frau sehr, die seit 21 Jahren unter Psoriasis litt, mit Reizung an einzelnen kleinen Stellen, hauptsächlich an den Beugeseiten der Gelenke, mit starker Reizung der Kopfhaut und Wundschmerzhaftigkeit der Augäpfel.[11]

---

[10] Murphy
[11] Boericke

**Anwendung und Dosierung**

Zur Linderung von gichtigen Gelenkschmerzen als äußerliche Umschläge der Tinktur.

Die innerliche Einnahme sollte in einer niedrigen D-Potenz erfolgen, da in der Arzneimittelprüfung heftige Schmerzen von rheumatischem Charakter hervorgerufen wurden.

Höhere Potenzen erst nach exakter Arzneimittelbestimmung durch einen ausgebildeten und erfahrenen Homöopathen.

# Strophanthus hispidus

## Pharmazeutisch

Strophanthus Samenpflanze, Strophanthus gratus, Strophanthus kombé, Inee, Onaye, Onage. Familie: Apocynaceae. Tinktur der Samen.

## Klinisch

- Alkoholismus
- Arteriosklerose
- Morbus Basedow
- Herzerkrankungen
- Herzmuskelschwäche und -insuffizienz
- Tachykardie
- Reguliert den Blutdruck
- Herzwassersucht
- Nesselsucht
- Anämie mit Herzklopfen und Atemlosigkeit
- Heftige Erschöpfung durch Hämorrhagie nach Operationen und akuten Erkrankungen

Strophanthus ist eine Zierpflanze, ein immergrüner Kletterstrauch, der in den Tropfen Afrikas und Asien beheimatet ist. Die Urtinktur stammt von den Samen der Pflanze. Die Ureinwohner Afrikas verwenden sie als Pfeilgift. Zu seinen Alkaloiden gehört Strophanthin.

Bei uns ist Strophanthus in der Urtinktur (D1) verschreibungspflichtig. Diverse Apotheken bieten Strophanthus gratus Urtinktur mit sehr guter Qualität an. Die Dosierung erfolgt nach ärztlicher Verordnung.

Als homöopathische Zubereitung ist Strophanthus hispidus in der 4. Dezimalpotenz (D4) rezeptfrei erhältlich.

# Symphytum officinale

**Pharmazeutisch**

Gemeiner Beinwell, Schwarzwurzel. Familie: Boraginaceae. Tinktur der frischen vor der Blüte und im Herbst gesammelten Wurzelstocks. Tinktur der frischen Pflanze.

**Klinisch**

- Frakturen
- Verletzungen der Knochen
- Schmerz im Amputationsstumpf
- Verletzungen des Periosts
- Verletzung des Augapfels
- Knochenentzündungen
- Tennisellbogen
- Knochenkrebs

Der Beinwell kann als orthopädisches Spezifikum innerhalb der Pflanzenheilkunde angesehen werden. Der gallertartige Saft der Wurzel scheint der Schlüssel zur Wirkung als Wundheilmittel geliefert zu haben. Es ist wirkungsvoll bei traumatischen Verletzungen von Knochen und Knochenhaut, auch in vielen Fällen, wo erfolglos Arnika eingesetzt wurde.

**Dosierung**

Urtinktur oder Symphytum-Öl lokal als Kompresse. Innerlich als Urtinktur 2-3x täglich 5 Tropfen.

Niedrige D-Potenzen auch als Knochenverletzungsmittel oder bei Verletzung des Augapfels.

Höhere Potenzen nach exakter Arzneimittelbestimmung durch einen ausgebildeten und erfahrenen Homöopathen.

# Syzygium jambolanum

## Pharmazeutisch

Jambulbaum, Syzygium cumini, Eugenia jambolana, Jambolanapflanze. Familie: Myrtaceae, Indien. Trituration der Samen, Tinktur der pulverisierten Fruchtkerne. Tinktur und niedrige Potenzen.

## Klinisch

- Diabetes mellitus
- Großer Durst
- Sehr häufiges Wasserlassen mit großen Urinmengen
- Schwer heilende Hautgeschwüre
- Schwäche und Abmagerung

## Dosierung

5 Tropfen der Urtinktur oder einer niedrigen D-Potenz (z.B. D1) bis zu 4x täglich.

# Taraxacum officinale

**Pharmazeutisch**

Löwenzahn, Kuhblume, Leontodum taraxacum, Taraxacum Dens leonis; Familie: Compositae, Tinktur der ganzen frischen Pflanze in der Blüte.

**Klinisch**

- Ungenügende Leberfunktion
- Leberausleitung/Leberentgiftung
- Stoffwechselkrankheiten
- Rheuma und Gicht
- Chronisches Müdigkeitssyndrom (Leber)
- Mangelnde Fettverdauung
- Störung des Gallenflusses
- Gallensteine
- Obstipation
- Diabetes
- Unwillkürliche Samenergüsse
- Landkartenzunge
- Leberkopfschmerzen (rechtsseitige Kopfschmerzen an der Stirn)

Der Löwenzahn wird traditionell vorwiegend als Heilmittel bei Gelbsucht, Leberstauung bei Dysenterie, unwillkürlichen Samenergüssen und bei Dysurie angewendet. Die jungen Blätter der

Pusteblume werden auch gerne als Salat gegessen, sie haben einen bitteren, endivienartigen Geschmack, ebenso wie die Wurzel.

Bereits Hahnemann deutete an, dass Harndrang mit Durst bei manchen Fällen von Diabetes auf Taraxacum hinweisen kann. Seine Dosierung war ein einziger Tropfen der Urtinktur.

Ein Kennzeichen ist die sogenannte Landkartenzunge. Diese ist weiß belegt und löst sich stellenweise ab, was dunkelrote, sehr empfindliche Stellen hinterlässt.

Cooper schilderte folgenden Fall: Ein alter indischer Offizier litt, als er in Indien war, stark unter Gallensteinen, und er sollte jeden Tag einen Löwenzahnaufguss einnehmen. Das machte er auch, und bald verschwanden die Symptome, und er blieb über 20 Jahre lang frei davon.

**Dosierung**

Bei Verdauungsstörungen oder bei Problemen nach fettem Essen: 10 Tropfen der Urtinktur. Ansonsten 3x täglich 5 Tropfen.

# Tropaeolum majus

## Pharmazeutisch

Kapuzinerkresse. Familie: Tropaeolaceae, Tinktur der frischen Pflanze. Herkunft: Süd- und Mittelamerika. In Europa heimisch.

## Klinisch

- Dysurie
- Harnwegsinfekte
- Husten
- Bronchitis (schleimlösend)
- Halsentzündungen
- immunstärkend (hoher Vitamin-C-Gehalt
- blutreinigend
- harntreibend
- Akute Erkältungen
- Antibakteriell, antiviral

## Verwendung und Dosierung

Cooper verwendete die Kapuzinerkresse bei einem Patienten, der daraufhin einen äußerst stinkenden Urin absonderte. Auf dieses Leitsymptom heilte er dann mehrere Fälle von Dysurie (Schmerzen beim Wasserlassen). Er gab einzelne Dosen der Urtinktur.

Die Blätter der Kapuzinerkresse werden auch als gesundes, leicht scharf schmeckendes Gewürz verwendet. Mit den essbaren Blüten kann man Speisen und Salate dekorieren. Die Knospen der Kapuzinerkresse werden eingelegt, ähnlich wie Kapern, verwendet.

Die Kapuzinerkresse ist ungiftig, bei höheren Dosierungen können jedoch Magenprobleme hervorgerufen werden.

# Uncaria tomentosa

**Pharmazeutisch**

Katzenkralle, Una de Gato, Cat`s Claw. Familie: Rubiaceae; Tinktur der inneren Rinde.

**Klinisch**

- Immunschwäche
- Strahlungsvergiftung
- Chronisches Ermüdungs- oder Erschöpfungssyndrom
- Morbus Crohn
- Fibromyalgie, rheumatoide Arthritis
- Neurologische Erkrankungen
- Viruserkrankungen (z.b. EBV)
- Folgen von chemischen Toxinen (z.b. Chemotherapie)
- Nervosität, Ohrgeräusche
- Restless-Legs-Syndrom
- Brennende Empfindungen im oder am Körper
- Infekte der Harnwege

Die Katzenkralle wurde von den Ashaninka-Indianern am peruanischen Amazonas verwendet. Die innere Rinde und die Wurzel besitzen ähnliche Eigenschaften, aber die innere Rinde wird gegenüber der Wurzel bevorzugt, weil das Abziehen der Rinde die Pflanze nicht umbringt.

Die Südamerikanische Volksmedizin verwendet Katzenkralle bei Magen-Darm-Erkrankungen, bei Durchfall, Arthritis, Wunden und bei Krebs. Moderne Forschungen zeigten signifikante das Immunsystem stimulierende Aktivitäten sowie antivirale krebsbekämpfende und antioxidative Effekte.

Bei der Katzenkralle handelt es sich um eine holzige Kletterpflanze, die in Baumkronen im peruanischen Regenwald wächst. Die Katzenkralle ist ganz besonders geeignet, das Immunsystem zu stimulieren. Viele der nur in diesem wirkungsvollen Gewächs vorkommenden Chemikalien wurden bereits patentiert zur Verwendung bei der AIDS-Behandlung, sowie auch bei Krebs, Arthritis und anderen Krankheiten.

**Dosierung**

Wenn Sie Katzenkrallentinktur besorgen, achten Sie bitte darauf, dass diese alkoholfrei ist. Alkohol schwächt die wohltuende Wirkung dieser Heilpflanze. Sie sollten Katzenkralle immer am Abend einnehmen, denn da können sich die Heilkräfte am besten entfalten.

**Kontraindikation**

Keine Einnahme von Katzenkralle, wenn Sie schwanger werden wollen oder gerade sind.

# Urtica urens

## Pharmazeutisch

Kleine Brennnessel. Die Große (Urtica dioica) hat ähnliche/bisweilen gleiche Wirkung. Familie: Urticaceae. Tinktur der frischen Pflanze in der Blütezeit.

## Klinisch

- Anämie
- Gicht
- Rheumatische Gelenkbeschwerden
- Harnsäure Diathese
- Antidotiert Bienenstiche
- Lokal bei Verbrennungen
- Antidotiert üble Folgen von Genuss von Meeresfrüchten
- Allergische Reaktionen, wie Urtikaria usw.

Man kann behaupten, dass Burnett die Brennessel als Heilmittel wiederentdeckt hat. Die Geschichte, wie er zur Anwendung des Mittels kam, ist eine der faszinierendsten Abschnitte in seinen Werken.

Cooper schrieb: "*seit langer Zeit ist es auf dem Land ein bevorzugtes Hausmittel, ein Büschel Brennnesseln auf ein rheumatisches Gelenk oder Körperteil aufzulegen. Ein Brennnesselblatt, das auf die Zunge gelegt und gegen den Gaumen gedrückt wird, stoppt Nasenbluten.*"

Burnetts Tinktur wird aus der Kleinen Brennessel, Urtica urens, hergestellt, und das ist die korrekte Art in der Homöopathie. Burnett benutzte Urtica urens viel bei Milzleiden und beobachtete, daß oft Patienten unter diesem Mittel eine große Menge Harngrieß ausschieden. Einer Jungfrau mittleren Alters, die eine vergrößerte Milz hatte und "die so stark nach Brennesseln roch, daß es mir fast übel wurde, wann immer es meine Pflicht war, sie zu untersuchen", gab Burnett Urt-u. in Urtinktur. Während der Einnahme schied sie große Mengen Harngrieß aus. Aber dies erregte keine besondere Aufmerksamkeit, da es bei der Dame üblich war, daß beim Stuhlgang beträchtliche Mengen Harngrieß abgingen. Einige Tage vor einem solchen Ereignis hatte sie lokalisierte Bauchschmerzen. Sie nannte die schmerzhafte kleine Stelle, direkt unter der Milz, ihre "Harngrießgrube". Als er diesen und andere Punkte zusammenlegte, darunter auch die fiebererregende Wirkung von Urt-u., schloss Burnett, daß Urt-u. ein Mittel gegen akute Gicht sei, was den Anfall "auf sichere Art" zum Ende bringen sollte, "nämlich durch Befreiung des Organismus vom essentiellen Erkrankungsprodukt, dem eigentlichen, Leiden erregenden Material".

Gewöhnlich verschrieb er fünf Tropfen der Tinktur in einem Weinglas warmen Wassers, alle zwei bis drei Stunden. Unter seiner Wirkung wurde der Urin reichlicher, dunkel und enthielt viel Harnsäure.

**Anwendung und Dosierung**

5 Tropfen der Urtinktur in warmem Wasser, 3-5x täglich.

Bei Anämie 5-10 Tropfen der Urtinktur 2x täglich in warmem Wasser

**Weitere Anwendungen**

Brennnessel als Teedroge bei rheumatisch-gichtigen Beschwerden und zur Ausleitung über die Nieren (ein bis mehrmals täglich 1 Tasse).

Brennnesselblätter kann man gut als Spinat gekocht verzehren oder roh, als Bestandteil grüner Smoothies.

# Uva ursi

**Pharmazeutisch**

Bärentraube, Abutus uva ursi, Arctostaphylos. Familie: Ericaceae.
Tinktur der getrockneten Blätter und der Frucht, Tinktur der frischen,
im Herbst gesammelten Blätter.

**Klinisch**

- Blasenerkrankungen
- Hämaturie
- Harnwegsbeschwerden mit Strangurie
- Nierenerkrankungen
- Nierensteine
- Pyelitis
- Zystitis
- Schmerzhafte Dysurie

Die Bärentraube ist wie Equisetum ein gutes Blasen- und
Nierentonikum. Man sagt ihr eine antibakterielle Wirkung bei
Staphylokokken, E. coli und Chlamydien nach. Sie hilft die Bildung
von Nierensteinen und die Neigung zu Blasenentzündungen zu
verhindern.

Nach Untersuchungen konnte der traditionelle Ruf als „Adstringens"
(zusammenziehende und entzündungshemmende Arznei) bestätigt
werden. Die Blätter steigern den Harnfluss und zeigen insbesondere

einen Einfluss auf das Gewebe des Urogenitaltrakts. Sie findet meist Verwendung bei akuten wie chronischen Schleimsekretionen, wie Blasenkatarrh und Leukorrhoe.

**Dosierung**

1-3x täglich 15-25 Tropfen. Uva ursi ist mit ihren Blättern  ist auch Bestandteil von Blasentee-Mischungen.

**Kontraindikation**

Schwangerschaft und Stillzeit.

# Vaccinium myrtillus

## Pharmazeutisch

Heidelbeere, Blaubeere, Besinge, Myrtillus niger, Myrtillus sylvatica, Vaccinium frondosum. Familie: Erikaceae, Vacciniaceae. Die Pflanze ist in sumpfigen und gebirgigen Regionen heimisch. Tinktur der frischen Beeren.

## Klinisch

- Verdauungsstörung
- Ungiftiges Heilmittel bei infektiösen Darmkatarrhen
- Diarrhoe
- Folgen von Impfungen
- Folgen von Augenanstrengung, Augenerkrankungen
- Nachtblindheit und andere Sehstörungen

Die Heilwirkung der Heidelbeere ist bereits seit dem zwölften Jahrhundert bekannt. Auch Hildegard von Bingen setzte bereits die getrockneten Blaubeeren z.b. gegen Durchfall ein. Im Zweiten Weltkrieg wurden englischen Piloten Heidelbeerpräparate verabreicht, um ihre Nachtsicht zu stärken. Die enthaltenen Gerbstoffe sind zudem bei Entzündungen im Mund- und Rachenraum und gegen weitere Beschwerden wirksam. Die farbgebenden und medizinisch wirksamen **Anthocyane** befinden sich bei der Kulturheidelbeere meist nur in der Schale. Die **Wildheidelbeeren** verfügen hingegen über einen höheren Gehalt an wertvollem **Pflanzenfarbstoff**. Heidelbeeren enthalten Nährstoffe, die zum Schutz der Augen vor Augenüberanstrengung oder Ermüdung nötig sind. Diese können die Mikrozirkulation der Augen und die Regeneration der Netzhaut verbessern.

**Dosierung**

Dr. Clarke verwendete die Heidelbeere stets in der Urtinktur, er gab in Fällen hartnäckigen Durchfalls im Allgemeinen 5 Tropfen alle fünf Stunden.

**Weitere Anwendungen**

Werden getrocknete Beeren aus Biohandel oder von der Apotheke verwendet, so setzt man drei Esslöffel in ½ Liter Wasser an und lässt die Mischung 10 Minuten kochen. In schweren Fällen von Durchfall gibt man stündlich 1 EL des Absuds. Erwachsene können auch die getrockneten Heidelbeeren langsam kauen.

Wildheidelbeeren finden auch Verwendung in gesunden Smoothies oder als Müslizutat.

# Valeriana officinalis

## Pharmazeutisch

Baldrian. Familie: Valerianaceae. Tinktur der frischen Wurzel.

## Klinisch

- Unruhezustände und Reizbarkeit
- Nervös bedingte Einschlafstörungen
- Bringt Gelassenheit und Schlaf
- Muskel- und Nervenschmerzen, die sich durch Bewegung verbessern, z.b. Ischialgie
- Ohnmachtneigung

Die Baldrianwurzel ist vorwiegend ein Relaxans und nur in mäßigem Umfang ein Stimulans. Es ist ein mildes Stimulans für das Nerven- und Kreislaufsystem. Ferner ein gutes krampflösendes, abführendes, schweißtreibendes und entwurmendes Mittel.

Wenn große Dosen verwendet werden, sind Übelkeit, Erbrechen, Diarrhoe und Schluckauf die Folge. Wenn die Einnahme über lange Zeit fortgeführt wird, resultiert ein Zustand von tiefer, melancholischer und hysterischer Depression. Es kann eine Überempfindlichkeit der Nerven verursachen.

**Anwendung und Dosierung**

Urtinktur 1-3x täglich 3-5 Tropfen oder 1x täglich vor dem Schlafengehen. Auch in Form von Baldrianpillen (Apotheke), Dosierung nach Packungsbeilage.

# Zingiber officinale

**Pharmazeutisch**

Ingwerwurzel, Familie Zingiberaceae, Tinktur der getrockneten Wurzel; Saft des frischen Rhizoms.

**Klinisch**

- Übelkeit und Erbrechen (Bewegungskrankheit)
- Schwangerschaftsübelkeit
- Nahrungsmittelvergiftung
- Verdauungsstörung
- Folgen von verdorbenen Speisen oder Wasser
- Wurm- oder Parasitenbefall
- Akute Erkältungen und Atemwegsinfektionen
- Eine antivirale Wirkung zeigt sich nur bei Verwendung des frischen Rhizoms

In der Traditionellen Chinesischen Medizin werden die getrocknete und die frische Wurzel als zwei verschiedene Heilmittel mit sehr unterschiedlichen Wirkeigenschaften betrachtet. Durch die Trocknung gehen viele ätherische Öle verloren und andere Inhaltsstoffe werden umgewandelt. Insbesondere dem Saft aus der frischen Wurzel sagt man eine virenhemmende Eigenschaft nach. Hohe Dosierungen sollten während der Schwangerschaft vermieden werden, da die Wurzel ein menstruationsförderndes Mittel ist.

Allerdings kann die moderate Anwendung der getrockneten Wurzel Schwangerschaftsübelkeit vertreiben.

**Dosierung**

Frische Ingwerwurzel 1:2 mit Alkohol mischen. 10-20 Tropfen bis zu vier Mal täglich. Laut Buhner empfiehlt sich die Verwendung der frischen Wurzel, da sie viel besser wirkt als die Tinktur der getrockneten Wurzel.

**Unverträglichkeiten**

Bei gleichzeitigem Vorliegen von Gallensteinen, kann es zu einer Unverträglichkeit von getrocknetem oder pulverisiertem Ingwer kommen. Dies zeigt sich meist in Form von Blähungen, Sodbrennen oder Schwindel.

# BEZUGSQUELLEN

## Alkoholfreie Urtinkturen

www.iherb.com

https://naturesanswer.com/

www.kasimirlieselotte.de

https://www.naturalma.it/ (die alkoholfreien Tinkturen werden
unter Bioalma von Amazon vertrieben).

## Alkoholische Urtinkturen

Fa. Deutsche Homöopathie Union:
www.dhu.de

Ceres Heilmittel GmbH:
https://www.ceresheilmittel.de/startseite-de/

www.kraeuterschulte.de

www.lymeherbs.de

# QUELLENVERZEICHNIS

- Boericke`s New Manuel of Homoeopathic, Materia Medica with Repertory; Third Revises and Augmented Edition, based on Ninth Edition.
- Rademacher, Universal and Organ Remedies, Abridged and translated by A.a. Ramseyer, B.Jain Publishers, India.
- Dion Tabrett, Burnett wiederentdeckt, Narayana Verlag, ISBN: 978-3-95582-112-8
- Currim, Ahmed N. / Grimmer, Arthur H., Das Lebenswerk von Arthur Hill Grimmer.
- Chitkara, H.L, Burnett − seine besten Schriften, Narayana Verlag, ISBN 978-3-941706-21-7.
- Robin Murphy, Klinische Materia Medica, 2008, Narayana Verlag, ISBN 978 3-939931-14-0.
- Dr. Roger Kalbermatten, Ceres AG, Kompendium der Ceres-Heilmittel, 1997.
- Stephen Harrod Buhner, Pflanzliche Virenkiller, Herba Press, ISBN 978-3-946245-01-8.
- Stephan Harrod Buhner, Pflanzliche Antibiotika, Herba Press, ISBN 978-3-946245-00-I.
- Zahlreiche Studien zur antiviralen/antibiotischen Wirksamkeit aufgeführter Heilpflanzen finden Sie in den Büchern von Buhner.